치과의사가 알려주는
진짜 안전한
치과치료 이야기

추천사

'공부해서 남 주나?'
'그렇지. 다 나를 위한 투자다. 열심히 공부하자.'
　치과대학에 들어오기 전에 누군가의 격려에 모두 이와 같이 반응했습니다. 그 결론이 지금의 우리 치과의사들이지요. 저는 요즘 이 질문을 곰곰이 곱씹어 보곤 합니다.
　'유느님'이라는 애칭으로 오랜 기간 꾸준히 대중의 사랑을 받고 있는 연예인 유재석에 관해 생각해 봅니다. 일개 연예인이지만 그에 대한 대중의 확고한 지지는 공인으로서의 그의 품행 및 여기서 유추되는 그의 인성 때문일 것입니다. 방탄소년단은 또 어떤가요? BTS로 대표되는 K-pop이 세계적인 사랑을 받는 이유도 멜로디라인이나 음악성 못지않게 그들이 전달하는 메시지와 그들에게 보여지는 모습에서 많은 이들이 위로를 받기 때문이 아닐까요?
　유재석과 방탄소년단의 공통점은 무얼까요? 대중에게 모범이 될만한 인성과 또 소통을 중시하는 태도가 아닐까요? 아무리 훌륭한 인성을 가지고 있어도 소통하고자 하는 마음이 없다면 훌륭한 인성은 몇몇 사람에게만 알려지고 말았겠죠? 이런 면에서 저는 이번 《치과의사가 알려주는 진짜 안전한 치과치료 이야기》의 축사를 의미 있게 쓰고 있습니다.

처음 했던 질문을 다시 해봅니다.
'공부해서 남 주나?'
이 질문에 대한 저의 새로운 대답은
'그렇지. 공부해서 남 주자. 열심히 공부하자.'
아주대학교 치과병원에서 수련받는 모든 젊은 치과의사들과 제가 공유하는 치료 철학입니다. 치과대학에 들어오기 전 철부지 시절 깊은 생각 없이 공부만 했다면, 아주대학교 치과병원에서 수련받은 내 제자들은 공부해서 남 주자는 치료 철학을 갖고 환자를 대하도록 하자. 내가 공부하는 것은 나만을 위함이 아니라 배운 지식과 경험을 베풀 환자들을 전제로 한다. 내가 배운 것은 다 환자들 것이다.
《치과의사가 알려주는 진짜 안전한 치과치료 이야기》에는 이런 철학이 고스란히 녹아들어 있습니다. 이 철학을 이번 책의 발간으로 구체화시켜 줘서 감사한 마음입니다. 그리고 이런 마음의 소유자라면 어느 환자라도 믿고 맡길 수 있으리라 자신합니다.

2025년 어느 봄날 연구실 책상머리에서…

아주대학교 의과대학 치과학교실 주임교수
대한악안면성형재건외과학회 회장
이정근

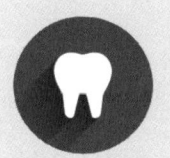

| 들어가는 말 |

김유성 연세온아치과병원 병원장

　어릴 적부터 저는 구갈초, 마북초, 구성중, 그리고 수지고를 거쳐 오면서 이 지역이 단순한 '고향'이 아니라, **함께 살아가는 가족 같은 곳이**라고 느꼈습니다. 용인에서 뛰놀던 친구들이, 함께 학창 시절을 보낸 이웃들이, 그리고 지금은 아이를 키우며 다시 마주하는 부모님들이 **환자로 병원을 찾을 때마다, 그는 단순한 '의사'가 아닌 '동네 구성원'으로서 책임감을 느낍니다.**

　그런데 시간이 흐를수록 깨닫게 되었습니다. 단순히 충치나 잇몸병을 치료하는 것만으로는 **이들의 건강을 온전히 지킬 수 없다는 것을**요. 치과는 입속만 보는 곳이 아닙니다. **당뇨, 고혈압, 심장병, 간 질환**

같은 전신질환이 치과치료에 미치는 영향을 간과해서는 안 됩니다. 단 한 번의 치료가 어떤 환자에게는 심각한 문제가 될 수도 있고, **사전에 조금만 더 신경 썼다면 충분히 예방할 수 있는 의료 사고도 있다는 것**을 깨닫게 되었습니다.

그래서 연세온아치과병원은 달라지기로 했습니다.
'우리 병원에서 치료받는 모든 환자는 **전신질환까지 고려하여 안전하게 치료받을 수 있어야 한다**'는 원칙을 세웠습니다.
그렇다면 어떻게 해야 할까요?
그 시작은 '알려주는 것'이었습니다.

환자들에게 필요한 정보는 최대한 쉽게, 의료진에게는 필수 정보를 한눈에 볼 수 있도록.

환자들에게는 전신질환과 치과치료의 관계를 이해할 수 있도록 쉬운 안내문과 체크리스트를 제공합니다.
어떤 약을 먹고 있는지, 혈압이 어떤 상태인지, 특정 약물이 어떤 영향을 미치는지. 이런 정보를 미리 알고 대비하면 더 안전한 치료가 가능하다는 걸 알려드리고 싶었습니다.

의료진에게는 전신질환별로 반드시 알아야 할 내용을 한눈에 볼 수 있도록 리마인드 체크리스트를 제공합니다.
매일 많은 환자를 만나는 의료진이 놓칠 수 있는 작은 요소까지도 세심하게 챙길 수 있도록, 전신질환별 필수 가이드라인을 정리하여 언제든지 참고할 수 있도록 했습니다.

그리고, 단순한 체크리스트를 넘어, 심화된 내용을 원하시는 분들을 위해 핵심적인 정보들을 최대한 압축해 제공하고 있습니다.

전신질환과 치과치료의 관계를 더 깊이 알고 싶은 환자, 보다 전문적인 내용을 공부하고 싶은 치과의사분들을 위해 **가장 필수적인 정보만을 선별해 한눈에 이해할 수 있도록 구성**했습니다.

치과치료는 단순한 시술이 아니라, **환자의 전신 건강까지 고려해야 하는 과정**이기에, 우리는 필요한 정보를 쉽고 정확하게 제공하는 것이 중요하다고 믿습니다.

하지만 이것만으로는 부족합니다.

이 시스템이 **완성되려면 '환자들의 참여'가 필요합니다.**

환자분들이 본인의 건강 상태를 정확히 알고, 치료 전 꼭 치과 의료진과 소통해야만 **우리는 더 안전한 치료를 할 수 있습니다.**

우리는 작은 변화가 **큰 차이를 만든다고 믿습니다.**

전신질환이 있어도, 약을 먹고 있어도, 안심하고 치과치료를 받을 수 있는 곳.

환자와 의료진이 함께 노력하여 **단 한 건의 불필요한 의료 사고도 발생하지 않는 곳.**

그곳이 바로 **연세온아치과병원이 되고자 하는 모습입니다.**

오늘도 이곳에서 **지역 주민들의 치아 건강뿐만 아니라 전신 건강까지 지키기 위해 노력합니다.**

여러분이 이 시스템에 함께해 주신다면, 우리는 더욱 안전한 의료 환경을 만들어 갈 수 있습니다.

함께 만들어가는 건강한 치과치료, 연세온아치과병원이 선도하겠습니다

김진형 연세온아치과병원 대표원장

통합치의학 전문의 김진형입니다. 유학 시절 고등학교 봉사활동 중 우연히 만나 일과를 함께했던 치과의사 선생님을 멘토로 처음 치과의사를 꿈꾸었습니다. 한국에서 치과의사로 산다는 것이 꽤나 근사해 보였고, 가정에도 소홀하지 않은 가장이 될 수 있겠다는 생각으로 치과의사가 되기까지 10년이 걸렸네요. 매일 반복되는 기계적인 진료 속에서 매너리즘에 빠지지 않고 성장을 멈추지 않는 치과의사가 되어야겠다 다짐하고 더 다양한 환자군을 경험하고 치료하기 위해 통합치의학을 전공하게 되었습니다. 통합치의학 전문의라는 것이 생소하실 수 있는데요, 치과치료는 환자마다 반응과 결과가 다르고 특히 임플란트 수술이나 발치와 같은 관혈적 수술은 환자의 전신 상태에 따라 적절한 조치를 취함으로써 더 좋은 결과를 얻을 수 있습니다. 이를 더 전문적으로 케어하고 전신질환을 가진 환자들에게 세분화되어 있는 진료 과목을 더 심도 있고 통합적으로 진료할 수 있도록 공부하고 진료자격을 획득한 치과 전문의를 통합치의학 전문의라고 합니다. 신약들이 쏟아지고 임상데이터가 누적되고 새로운 의료기술이 생겨나는 현대의학 속에서 통합치의학 전문의로서 획일화된 진료가 아닌 personalize된 안전한 진료를 지향합니다. 이 책을 통해서 환자분들도 제가 노력하는 만큼 본인의 상태에 대해 인지하고 더 관심을 가져주셨으면 좋겠습니다. 환자는 까다로워야 합니다. 사고는 방심한 틈을 타고 가장 평화로운 순간에 일어나니까요.

최영진 중앙대학교광명병원 구강악안면외과 교수

　치과치료는 단순히 치아만을 다루는 일이 아닙니다.
　저는 구강악안면외과 의사로서, 수많은 전신질환 환자들의 치료를 맡아오며 '전신 건강을 고려하지 않은 치과치료는 결코 완전할 수 없다'는 사실을 절실히 깨달았습니다.
　당뇨병, 심혈관질환, 골다공증, 천식 등 다양한 전신질환을 앓고 있는 환자들이 충분한 정보 없이 치료를 받다가 예기치 못한 부작용이나 합병증을 겪는 모습을 보며, '조금만 더 알기 쉽게 알려드릴 수 있다면 예방할 수 있었을 텐데…' 하는 안타까움을 자주 느꼈습니다.
　그래서 이 책의 집필에 참여하게 되었습니다.
　전신질환이 있어도 안심하고 치료받을 수 있는 환경, 환자와 의료진이 함께 소통하며 안전을 만들어 가는 시스템을 현실로 만들기 위해, 저의 임상 경험과 지식을 담아보고 싶었습니다.
　이 책이 환자와 의료진 모두에게 꼭 필요한 안내서가 되기를 바랍니다.
　그리고 이 작은 정보 하나하나가, 더 나은 치료, 더 안전한 진료로 이어지기를 진심으로 바랍니다.

문창경 충주연세세브란스치과의원 대표원장

치과치료는 많은 사람들이 '단순히 아픈 치아를 고치고 때우는 일'로 생각하기 쉽습니다. 하지만 저는 치과의사로서, 그리고 통합치의학과 전문의로서 수많은 환자분들을 만나며 치과치료가 결코 입안에 국한된 일이 아니라는 사실을 절감해 왔습니다. 특히, 전신질환을 가진 환자들에게 치과치료는 예상보다 훨씬 더 복잡하고 조심스러운 일이 됩니다. 치과치료는 기본적으로 외과 술식의 영역이 크므로 치아 하나를 치료하는 과정 속에도 심장, 혈관, 신장, 간, 면역체계 등 온몸의 건강 상태를 두루 고려해야 하기 때문입니다.

저는 연세대 세브란스병원에서 다양한 전신질환을 가진 환자분들의 치과치료를 전담하며, 내과, 심장내과, 감염내과, 혈액종양내과 등 여러 분야의 훌륭한 교수님들과 함께 협진을 해왔습니다. 그 과정 속에서 매 순간, 환자 한 사람 한 사람의 몸과 마음을 헤아리며 가장 안전하고 최선의 방법을 고민했습니다. 작은 발치 하나에도 몇 번이고 회의를 거듭했고, 간단한 스케일링 하나에도 심장 상태를 점검하고 출혈과 감염 및 합병증 위험들을 검토했습니다. 그 과정 속에서 저는 치과의사로서 책임감뿐만 아니라, 생명을 존중하는 태도 역시 함께 배웠습니다.

이 책은 그러한 진료 경험과 고민의 결과물입니다. 전신질환을 가진 환자들이 치과치료를 가볍게 여기지 않고, 치료 전 어떤 점들을 꼭 살펴야 하는지 알기 쉽게 풀어내고자 했습니다. 의료진의 관점뿐만 아니라 환자분들의 입장에서 이해하기 쉬운 언어로, 필요한 주의사항과 준비 과정을 담으려 노력했습니다. 이 책이 환자와 의료진 모두에게 안전한 진료의 길잡이가 되어줄 수 있다면, 그것만으로도 집필의 의미는 충분할 것이라 믿습니다.

마지막으로 이 책을 통해 환자분들께 작은 메시지를 전하고 싶었습니다. 치과치료는 '환자분들이 무서워해서 빨리 때우거나 발치해 버리는 간단한 의료'가 아니라, '올바른 이해와 준비를 통해 건강을 지키는 소중한 과정'이라는 것을요. 환자분들이 스스로 자신의 몸을 더 잘 이해하고, 의료진과 함께 적극적으로 건강을 만들어 나갈 수 있기를 진심으로 바랍니다.

앞으로도 저는 충주연세세브란스치과의원에서 '안전하고 정확한 진료와 따뜻한 배려'라는 초심을 지키며, 환자 한 분 한 분을 진심으로 대하는 진료를 이어가고자 합니다. 이 책이 그 여정의 작은 한 걸음이 되기를 소망합니다.

목차

추천사
들어가는 말

치과 진료 시 자주 접하는 주요 전신질환
전신질환별 알아두면 좋은 치과 상식
전신질환별 치과치료 시 핵심 체크리스트

1장. 고혈압

고혈압을 고려하지 않고 치과치료를 진행했을 때 발생한 문제 사례

1. 고혈압의 정의 및 진단 기준 _37
2. 고혈압 환자의 임상증상 _39
3. 고혈압 환자의 치과치료 시 고려 사항 _41
4. 고혈압 환자의 치과치료 계획의 변경 _43
5. 고혈압 환자의 치과치료 시 약물 사용의 주의사항 _45
6. 고혈압 환자의 관리와 구강 관리 시 주의사항 _47

2장. 당뇨병

당뇨병을 고려하지 않고 치과치료를 진행했을 때 발생한 문제 사례

1. 당뇨병의 정의 및 진단 기준 _53
2. 당뇨병 환자의 임상증상 _55
3. 당뇨병 환자의 치과치료 시 고려 사항 _57
4. 당뇨병 환자의 치과치료 계획의 변경 _59
5. 당뇨병 환자의 치과치료 시 약물 사용의 주의사항 _61
6. 당뇨병 환자의 관리와 구강 관리 시 주의사항 _63
7. 당뇨병 환자의 치료 예후와 추가 관리 _66

3장. 관상동맥 질환 및 심부전

심장질환을 고려하지 않고 치과치료를 진행했을 때 발생한 문제 사례

관상동맥 질환

1. 관상동맥 질환의 정의 및 진단 기준 _72
2. 관상동맥 질환 환자의 임상증상 _74
3. 관상동맥 질환 환자의 치과치료 시 고려 사항 _76
4. 관상동맥 질환 환자의 치과치료 계획의 변경 _78
5. 관상동맥 질환 환자의 치과치료 시 약물 사용의 주의사항 _80
6. 관상동맥 질환 환자의 관리와 구강 관리 시 주의사항 _82

심내막염

1. 심내막염의 정의 및 진단 기준 _86
2. 심내막염 환자의 임상증상 _88
3. 심내막염 환자의 치과치료 시 고려 사항 _90
4. 심내막염 환자의 치과치료 계획의 변경 _93
5. 심내막염 환자의 치과치료 시 약물 사용의 주의사항 _96
6. 심내막염 환자의 관리와 구강 관리 시 주의사항 _98

울혈성 심부전

1. 울혈성 심부전의 정의 및 진단 기준 _102
2. 울혈성 심부전 환자의 임상증상 _104
3. 울혈성 심부전 환자의 치과치료 시 고려 사항 _106
4. 울혈성 심부전 환자의 치과치료 계획의 변경 _108
5. 울혈성 심부전 환자의 치과치료 시 약물 사용의 주의사항 _110
6. 울혈성 심부전 환자의 구강 관리 시 주의사항 _112

4장. 간질

간질을 고려하지 않고 치과치료를 진행했을 때 발생한 문제 사례

1. 간질의 정의 및 진단 기준 _117
2. 간질 환자의 임상증상 _119
3. 간질 환자의 치과치료 시 고려 사항 _122
4. 간질 환자의 치과치료 계획의 변경 _125
5. 간질 환자의 치과치료 시 약물 사용의 주의사항 _128
6. 간질 환자의 관리와 구강 관리 시 주의사항 _131

5장. 뇌졸중

뇌졸중을 고려하지 않고 치과치료를 진행했을 때 발생한 문제 사례

1. 뇌졸중의 정의 및 진단 기준 _137
2. 뇌졸중 환자의 임상증상 _139
3. 뇌졸중 환자의 치과치료 시 고려 사항 _142
4. 뇌졸중 환자의 치과치료 계획의 변경 _144
5. 뇌졸중 환자의 치과치료 시 약물 사용의 주의사항 _146
6. 뇌졸중 환자의 응급상황 관리와 구강 관리 시 주의사항 _148

6장. 갑상선 질환

갑상선 질환을 고려하지 않고 치과치료를 진행했을 때 발생한 문제 사례

갑상선 항진증

1. 갑상선 항진증의 정의 및 진단 기준 _154
2. 갑상선 항진증 환자의 임상증상 _156
3. 갑상선 항진증 환자의 치과치료 시 고려 사항 _159
4. 갑상선 항진증 환자의 치과치료 계획의 변경 _161
5. 갑상선 항진증 환자의 치과치료 시 약물 사용의 주의사항 _163
6. 갑상선 항진증 환자의 응급상황 관리와 구강 관리 시 주의사항 _165

갑상선 저하증

1. 갑상선 저하증의 정의 및 진단 기준 _168
2. 갑상선 저하증 환자의 임상증상 _170
3. 갑상선 저하증 환자의 치과치료 시 고려 사항 _172
4. 갑상선 저하증 환자의 치과치료 계획의 변경 _174
5. 갑상선 저하증 환자의 치과치료 시 약물 사용의 주의사항 _176
6. 갑상선 저하증 환자의 응급상황 관리와 구강 관리 시 주의사항 _178

7장. 임신 및 수유

임신 및 수유를 고려하지 않고 치과치료를 진행했을 때 발생한 문제 사례

1. 임신의 정의 및 진단 기준 _183
2. 임신 및 수유 환자의 임상증상 _185
3. 임신 및 수유 환자의 치과치료 시 고려 사항 _188
4. 임신 및 수유 환자의 치과치료 계획의 변경 _191
5. 임신 및 수유 환자의 치과치료 시 약물 사용의 주의사항 _193
6. 임신 및 수유 환자의 구강 관리 시 주의사항 _196

8장. 천식

천식을 고려하지 않고 치과치료를 진행했을 때 발생한 문제 사례

1. 천식의 정의 및 진단 기준 _203
2. 천식 환자의 임상증상 _205
3. 천식 환자의 치과치료 시 고려 사항 _207
4. 천식 환자의 치과치료 계획의 변경 _209
5. 천식 환자의 치과치료 시 약물 사용의 주의사항 _211
6. 천식 환자의 구강 관리 시 주의사항 _213

9장. 신부전 및 투석

신장질환을 고려하지 않고 치과치료를 진행했을 때 발생한 문제 사례

급성 신부전

1. 급성 신부전의 정의 및 진단 기준 _220
2. 급성 신부전 환자의 임상증상 _222
3. 급성 신부전 환자의 치과치료 시 고려 사항 _224
4. 급성 신부전 환자의 치과치료 계획의 변경 _226
5. 급성 신부전 환자의 치과치료 시 약물 사용의 주의사항 _228
6. 급성 신부전 환자의 응급상황 관리 및 구강 관리 시 주의사항 _230

만성 신부전

1. 만성 신부전의 정의 및 진단 기준 _233
2. 만성 신부전 환자의 임상증상 _235
3. 만성 신부전 환자의 치과치료 시 고려 사항 _237
4. 만성 신부전 환자의 치과치료 계획의 변경 _239
5. 만성 신부전 환자의 치과치료 시 약물 사용의 주의사항 _241
6. 만성 신부전 환자의 응급상황 관리와 구강 관리 시 주의사항 _243

투석 치료 환자

1. 투석 치료의 정의 및 진단 기준 _246
2. 투석 치료 환자의 임상증상 _248
3. 투석 치료 환자의 치과치료 시 고려 사항 _250
4. 투석 치료 환자의 치과치료 계획의 변경 _252
5. 투석 치료 환자의 치과치료 시 약물 사용의 주의사항 _254
6. 투석 치료 환자의 응급상황 관리와 구강 관리 시 주의사항 _256

신장 이식 환자

1. 신장 이식의 정의 및 진단 기준 _259
2. 신장 이식 환자의 임상증상 _261
3. 신장 이식 환자의 치과치료 시 고려 사항 _263
4. 신장 이식 환자의 치과치료 계획의 변경 _265
5. 신장 이식 환자의 치과치료 시 약물 사용의 주의사항 _267
6. 신장 이식 환자의 응급상황 관리와 구강 관리 시 주의사항 _269

10장. 항응고 · 항혈소판제 복용

항응고제, 항혈소판제를 고려하지 않고 치과치료를 진행했을 때 발생한 문제 사례

1. 항응고제 · 항혈소판제의 정의 및 진단 기준 _275
2. 항응고제 · 항혈소판제 복용 환자의 임상증상 _277
3. 항응고제 · 항혈소판제 복용 환자의 치과치료 시 고려 사항 _279
4. 항응고제 · 항혈소판제 복용 환자의 치과치료 계획의 변경 _281
5. 항응고제 · 항혈소판제 복용 환자의 치과치료 시 약물 사용의 주의사항 _283
6. 항응고제 · 항혈소판제 복용 환자의 구강 관리 시 주의사항 _285

11장. 골다공증 및 비스포스포네이트 복용

골다공증 및 치료약물을 고려하지 않고 치과치료를
진행했을 때 발생한 문제 사례

1. 골다공증의 정의와 진단 기준 _291
2. 골다공증 환자의 임상증상 _293
3. 골다공증 환자의 치과치료 시 고려 사항 _295
4. 골다공증 환자의 치과치료 계획의 변경 _297
5. 골다공증 환자의 치과치료 시 약물 사용의 주의사항 _299
6. 골다공증 환자의 구강 관리 시 주의사항 _301
7. 골다공증 약물 종류와 특징 _303

악골괴사증

1. 악골괴사(MRONJ)란 무엇이고, 얼마나 위험한가요? _305
2. 악골괴사증(MRONJ)의 정의 및 진단 기준 _307
3. 악골괴사증(MRONJ)은 어떤 증상이 나타나나요? _309
4. 악골괴사증(MRONJ)의 단계는 어떻게 나뉘나요? _311
5. 악골괴사증(MRONJ) 치료는 어떻게 하나요? _313
6. 약물에 따라 위험도가 달라요 _315
7. 치과치료 받을 때 주의할 점 _317
8. 치료 계획은 이렇게 조정해요 _318
9. 예방을 위한 구강 관리 수칙 _319

12장. 간 질환 및 간경변

간 질환을 고려하지 않고 치과치료를 진행했을 때 발생한 문제 사례

간염

1. 간염의 정의 및 진단 기준 _326
2. 간염 환자의 임상증상 _328
3. 간염 환자의 치과치료 시 고려 사항 _330
4. 간염 환자의 치과치료 계획의 변경 _332
5. 간염 환자의 치과치료 시 약물 사용의 주의사항 _334
6. 간염 환자의 응급상황 관리와 구강 관리 시 주의사항 _336

알코올성 간 질환

1. 알코올성 간 질환의 정의 및 진단 기준 _339
2. 알코올성 간 질환 환자의 임상증상 _341
3. 알코올성 간 질환 환자의 치과치료 시 고려 사항 _344
4. 알코올성 간 질환 환자의 치과치료 계획의 변경 _346
5. 알코올성 간 질환 환자의 약물 사용의 주의사항 _348
6. 알코올성 간 질환 환자의 응급상황 관리와 구강 관리 시 주의사항 _350

13장. 불안장애

불안장애를 고려하지 않고 치과치료를 진행했을 때 발생한 문제 사례

1. 불안장애의 정의 및 진단 기준 _355
2. 불안장애 환자의 임상증상 _357
3. 불안장애 환자의 치과치료 시 고려 사항 _358
4. 불안장애 환자의 치과치료 계획의 변경 _360
5. 불안장애 환자의 치과치료 시 약물 사용의 주의사항 _362
6. 불안장애 환자의 응급상황 관리와 구강 관리 시 주의사항 _364

14장. 건강염려증

건강염려증을 고려하지 않고 치과치료를 진행했을 때 발생한 문제 사례

1. 건강염려증의 정의 및 진단 기준 _369
2. 건강염려증 환자의 임상증상 _371
3. 건강염려증 환자의 치과치료 시 고려 사항 _373
4. 건강염려증 환자의 치과치료 계획의 변경 _375
5. 건강염려증 환자의 치과치료 시 약물 사용의 주의사항 _377
6. 건강염려증 환자의 응급상황과 구강 관리 시 주의사항 _379

15장. 신체형 장애

신체형장애를 고려하지 않고 치과치료를 진행했을 때 발생한 문제 사례

1. 신체형 장애의 정의 및 진단 기준 _385
2. 신체형 장애 환자의 임상증상 _387
3. 신체형 장애 환자의 치과치료 시 고려 사항 _389
4. 신체형 장애 환자의 치과치료 계획의 변경 _391
5. 신체형 장애 환자의 치과치료 시 약물 사용의 주의사항 _393
6. 신체형 장애 환자의 응급상황 관리 및 구강 관리 시 주의사항 _395

치과 진료 시 자주 접하는 주요 전신질환

1. 고혈압
2. 당뇨병
3. 관상동맥 질환 및 심부전
4. 간질
5. 뇌졸중
6. 갑상선 질환
7. 임신 및 수유
8. 천식
9. 신부전 및 투석
10. 항응고 · 항혈소판제 복용
11. 골다공증 및 비스포스포네이트 복용
12. 간 질환 및 간경변
13. 불안장애
14. 건강염려증
15. 신체형 장애

전신질환별 알아두면 좋은 치과 상식

1. 고혈압 환자분이 알아두면 좋은 치과치료 상식
- **치료 전 혈압을 측정해요.** 혈압이 너무 높으면 치료를 미룰 수 있어요 (180/110mmHg 이상).
- **마취제가 영향을 줄 수 있어요.** 고혈압 약을 드신다면, 마취제 사용 시 주의가 필요하니 꼭 말씀해 주세요.
- **긴장하면 혈압이 오를 수 있어요.** 긴장을 줄이기 위해 충분한 휴식을 취하고, 필요하면 가벼운 진정제를 사용해요.
- **치료 후 갑자기 일어나지 마세요.** 앉은 자세에서 천천히 일어나면 어지럼증을 줄일 수 있어요.

2. 당뇨병 환자분이 알아두면 좋은 치과치료 상식
- **아침에 치료받는 것이 좋아요.** 식사 후 혈당이 안정된 상태에서 치료받는 것이 가장 안전해요.
- **혈당이 너무 높거나 낮으면 치료가 어려울 수 있어요.** 치료 전 혈당 수치를 확인하고, 저혈당 예방을 위해 가벼운 간식을 챙겨주세요(오렌지 주스 등).
- **입안의 감염에 주의해야 해요.** 당뇨 환자는 치주염과 감염 위험이 높아요. 스케일링과 정기검진을 꾸준히 받는 것이 중요해요.
- **상처 치유가 느릴 수 있어요.** 발치나 수술 후 회복이 느릴 수 있으니 주의가 필요해요.

3. 심장질환(관상동맥 질환·심부전) 환자분이 알아두면 좋은 치과치료 상식
- **심장병약을 드시는 경우 꼭 알려주세요.** 일부 약물과 치과치료가 상호작용 할 수 있어요.

- **심장질환이 있는 경우 너무 긴 치료는 피하는 것이 좋아요.** 짧은 시간에 나눠 치료하는 것이 더 안전할 수 있어요.
- **니트로글리세린이 필요한 경우 미리 준비해 주세요.** 협심증이 있는 분은 필요시 사용할 수 있도록 준비해 두세요.
- **마취 시 에피네프린 사용을 조심해요.** 심장에 부담이 될 수 있어 최소량만 사용해요.

4. 간질 환자분이 알아두면 좋은 치과치료 상식

- **발작을 예방하기 위해 충분한 휴식을 취하세요.** 피곤하면 발작이 유발될 수 있어요.
- **치료 중 발작이 발생할 경우를 대비해요.** 치과의사는 응급상황에 대비하고 있어요. 발작을 줄이기 위해 긴장을 푸는 것도 중요해요.
- **항경련제를 드시는 경우 알려주세요.** 일부 치과치료와 약이 상호작용할 수 있어요.
- **항경련제(Phenytoin)를 복용 중이라면 잇몸이 붓거나 변할 수 있어요.** 정기적인 스케일링과 구강 관리를 받는 것이 좋아요.

5. 뇌졸중 환자분이 알아두면 좋은 치과치료 상식

- **최근 6개월 이내 뇌졸중 병력이 있으면 치료를 미룰 수 있어요.** 응급이 아닌 경우 안전을 위해 치료를 연기할 수도 있어요.
- **항응고제(혈전 예방제)를 드시는 경우 출혈이 많을 수 있어요.** 지혈을 위해 특별한 조치를 할 수 있어요. 항응고제(혈전 예방제)를 복용 중이신 경우, 출혈 가능성이 높아질 수 있어요. 저희가 지혈을 위한 특별한 조치를 준비해 드릴 수 있어요.
- **치료 중 편안한 자세를 유지할 수 있도록 도와드릴게요.** 한쪽 몸이 불편한 경우, 치료 중에도 편안한 자세를 유지할 수 있도록 도와드려요.

6. 갑상선 질환(항진증 · 저하증) 환자분이 알아두면 좋은 치과치료 상식

- **갑상선 항진증이 있는 경우, 마취제 사용을 조심해요.** 심장이 빨리 뛰는 경우 에피네프린 사용을 최소화해요.

- **갑상선 저하증이 있는 경우, 마취제 반응이 다를 수 있어요.** 약물에 대한 반응이 느려질 수 있어요.
- **심한 경우 내과 협진 후 치료를 진행할 수 있어요.** 갑상선 질환이 조절되지 않는 경우, 내과의사와 상의한 후 치료하는 것이 안전해요.

7. 임산부 · 수유부가 알아두면 좋은 치과치료 상식

- **임신 중 치과치료는 안전하게 받을 수 있어요.** 하지만 태아의 안전을 위해 임신 2기에 치료하는 것이 가장 좋아요.
- **방사선 촬영이 필요할 경우 보호 장비를 착용해요.** 납 보호대를 사용해 태아를 보호할 수 있어요.
- **임신 중 치은염(잇몸 염증)이 잘 생길 수 있어요.** 구강 관리를 더 철저히 하는 것이 좋아요.
- **수유 중 약물 복용이 필요할 경우, 수유와의 영향성을 고려해요.** 필요한 경우 안전한 약물만 처방해요.

8. 천식 환자분이 알아두면 좋은 치과치료 상식

- **천식 흡입기를 꼭 지참하세요.** 치료 중 천식 발작이 발생할 수 있으므로 준비하는 것이 중요해요.
- **천식 발작을 유발할 수 있는 약물이 있어요.** 아스피린이나 이부프로펜 등 일부 진통제는 천식 발작을 유발할 수 있어요.
- **긴장을 줄이는 것이 중요해요.** 스트레스는 천식 발작을 유발할 수 있으므로 편안한 분위기에서 치료받도록 도와드릴게요.

9. 신부전 · 투석 환자분이 알아두면 좋은 치과치료 상식

- **투석 환자는 치료 전 담당 의사와 상담이 필요할 수 있어요.** 투석 후 출혈 위험이 증가할 수 있어요.
- **NSAIDs(소염진통제) 사용을 피해야 해요.** 신장 기능이 저하된 경우, 신장에 무리가 갈 수 있어요.
- **구강 건조증이 있을 수 있어요.** 타액 분비를 돕기 위해 자주 물을 마시는 것이 좋아요.

10. 혈액 응고 장애·항응고제 복용 환자분이 알아두면 좋은 치과치료 상식

- **출혈 위험이 높을 수 있어요.** 항응고제 복용 중이면, 출혈을 최소화하는 방법을 사용할 수 있어요.
- **치료 전 INR 수치를 확인할 수도 있어요.** 출혈이 걱정된다면 담당 의사와 협의할 수도 있어요.
- **항응고제를 중단할 필요가 없는 경우가 많아요.** 심한 출혈 위험이 없는 경우, 그대로 복용하며 치료할 수 있어요.

11. 골다공증 및 비스포스포네이트 복용 환자분이 알아두면 좋은 치과치료 상식

- **비스포스포네이트 약물(골다공증 치료제)을 장기간 복용 중이라면 발치 전에 상담이 필요해요.** 턱뼈 괴사 위험이 있을 수 있어요.
- **가급적 치아를 보존하는 치료를 우선해요.** 뼈 건강을 고려해 가능한 한 보존치료를 진행해요.

12. 간 질환 환자분이 알아두면 좋은 치과치료 상식

- **출혈 위험이 있을 수 있어요.** 간 기능이 저하되면 지혈이 어려울 수 있어요.
- **약물 대사 능력이 낮아질 수 있어요.** 진통제나 항생제 선택이 중요해요.
- **간염 환자는 감염 예방이 중요해요.** 위생 관리를 철저히 하여 안전한 치료를 진행해요.

13. 불안장애 환자분이 알아두면 좋은 치과치료 상식

- **치과치료가 두려우신가요?** 걱정 마세요 치료 전에 편안한 분위기를 조성하고, 긴장을 줄이는 방법을 도와드려요.
- **진정 치료가 필요할 수도 있어요.** 가벼운 진정제를 통해 편안하게 치료 받을 수 있어요.
- **불안하면 의료진에게 말씀해 주세요.** 긴장을 푸는 간단한 호흡법이나

심리적 안정 방법을 알려드릴 수 있어요.
- **치료 중 멈추고 싶으면 언제든 신호를 주세요.** 환자의 편안함을 최우선으로 생각합니다.

14. 건강염려증 환자분이 알아두면 좋은 치과치료 상식
- **치아 건강이 걱정되시나요?** 너무 걱정하지 마세요. 전문가의 검진을 통해 필요 여부를 정확히 확인해 드릴게요.
- **과잉 치료를 피하는 것이 중요해요.** 필요 없는 치료를 받지 않도록, 객관적인 근거를 바탕으로 상담해 드려요.
- **치료 후 정상적인 증상을 미리 알려드릴게요.** 시술 후 가벼운 불편함이 있을 수 있지만, 대부분 정상적인 과정이니 안심하세요.
- **구강 건강 관리를 도와드릴게요.** 불안하지 않도록 예방과 관리 방법을 체계적으로 안내해 드려요.

15. 신체형 장애 환자분이 알아두면 좋은 치과치료 상식
- **구강 내 통증이 지속되나요?** 단순한 치과 질환이 아닐 수도 있어요. 원인을 정확히 찾아 해결해 드릴게요.
- **필요 이상의 치료는 오히려 부담이 될 수 있어요.** 불필요한 시술을 피하고, 근본적인 문제를 해결하는 것이 중요해요.
- **신경과적 요인도 고려해야 할 수 있어요.** 구강작열감 증후군, 신경통 등 다양한 원인이 있을 수 있어요.
- **체계적인 관리와 상담이 필요해요.** 필요시 심리 상담, 구강 내과 및 신경과와 협력하여 최선의 치료를 제공합니다.

전신질환별 치과치료 시 핵심 체크리스트

1. 고혈압
- **치료 여부 확인**: 현재 고혈압 약물 복용 여부 및 혈압 조절 상태 확인
- **치료 전 혈압 측정**: 180/110mmHg 이상 시 응급 치료 외 연기
- **스트레스 관리**: 불안 감소를 위해 벤조다이아제핀 계열 약물 투여 고려
- **출혈 위험 고려**: 이뇨제 복용 시 구강 건조증 및 칼슘 채널 차단제 복용 시 치은 증식 주의
- **기립성 저혈압 예방**: 진료 후 천천히 자세 변경

2. 당뇨병
- **혈당 수치 확인**: 공복 혈당 126mg/dL 이상 또는 식후 200mg/dL 이상 시 조절 여부 확인
- **아침 진료 선호**: 인슐린 투여 후 2~3시간 이내로 예약
- **저혈당 예방**: 인슐린 복용 확인, 오렌지 주스 비치
- **감염 위험 고려**: 치주염, 구강 감염 발생 시 적극적 치료 및 예방적 항생제 사용 고려
- **창상 치유 지연**: 수술 후 감염 가능성 증가, 철저한 관리 필요

3. 관상동맥 질환 및 심부전
- **심근경색 병력 확인**: 최근 6개월 이내 심근경색 병력 시 치료 연기
- **스트레스 관리**: 치료 전 혈압 및 맥박 확인, 니트로글리세린 준비
- **진료 자세 조정**: 울혈성 심부전 환자는 반좌위로 치료
- **심내막염 예방**: 인공 판막, 심내막염 병력 환자는 예방적 항생제 필요

4. 간질
- **발작 병력 확인**: 최근 발작 여부, 약물 복용 여부 확인

- **발작 유발 가능성**: 스트레스, 불면, 불안 유발 가능성 고려
- **진료 전 항경련제 복용 확인**
- **치료 중 발작 대비**: Mouth prop 사용, 강제적인 입 벌리기 금지
- **Phenytoin 부작용**: 치은 증식 여부 확인 및 필요시 치은 절제술 고려

5. 뇌졸중

- **최근 6개월 이내 뇌졸중 병력 여부 확인**: 응급 치료 외 연기
- **항응고제 복용 여부 확인**: INR 3.5 이상 시 출혈 위험 고려
- **혈압 모니터링**: 160/100mmHg 이상 시 치료 전 내과 협진 고려
- **국소 마취 시 주의**: 에피네프린 소량 사용
- **신경학적 기능 저하 여부 확인**: 삼킴 장애, 구강 감각 이상 여부 확인

6. 갑상선 질환

- **갑상선 기능 항진증**: 치료되지 않은 환자에게 에피네프린 사용 금기
- **갑상선 기능 저하증**: 진정제, 마취제 반응 증가 가능성 고려
- **중증 환자**: 점액수종 혼수 가능성 고려, 치료 전 내과 협진

7. 임신 및 수유

- **치료 가능 시기 확인**: 1기(최소화), 2기(안전), 3기(후반부 주의)
- **방사선 촬영 시 보호대 착용**
- **약물 처방 시 안전성 확인**: A, B 등급 약물 사용, 테트라사이클린 금기
- **치은염 발생 가능성**: 임신성 치은염 여부 확인 및 예방적 관리

8. 천식

- **천식 병력 확인**: 발작 빈도, 유발 요인, 약물 복용 여부
- **흡입기 지참**: 치료 중 천식 발작 발생 대비
- **NSAIDs, 아스피린 계열 약물 자제**: 발작 유발 가능성 있음
- **국소 마취 시 주의**: 아황산염 포함 마취제 주의

9. 신부전 및 투석
- **혈압 및 출혈 위험 평가**: 만성 신부전 환자는 혈압 조절 상태 확인
- **헤파린 사용 환자**: 투석 당일 및 헤파린 효과가 남아 있는 시간대의 외과적 시술은 지양하고, 가급적 투석 다음 날 또는 비투석일에 치료하는 것이 권장됨
- **NSAIDs 사용 제한**: 신독성 증가 가능성
- **구강 건조증 및 요독성 구내염 여부 확인**
- **항생제 및 진통제 용량 조절 필요**

10. 항응고·항혈소판제 복용 환자
- **INR 수치 확인**: 3.5 이하일 때 발치 및 간단한 외과적 시술 가능
- **출혈 조절 계획**: 지혈제, 지혈용 거즈 사용 고려
- **항응고제 복용 중단 불필요**: 심각한 출혈 위험이 없을 경우
- **항응고제 약물 종류**: 와파린, 헤파린, 아스피린 계열 여부 확인

11. 골다공증 및 비스포스포네이트 치료 환자
- **약물 복용 여부와 복용기간 확인**: 비스포스포네이트 사용 환자, 골 괴사 위험 고려
- **침습적 시술 전 필요시 내과 협진 고려**

12. 간 질환 환자의 치과치료 핵심 체크리스트
- **출혈 위험 평가**
  - INR 2.5 이상 시 출혈 위험 증가 → 내과 협진 후 시술 결정
  - 혈소판 수치 확인(50,000/μL 이하 시 출혈 위험)
  - 지혈 준비
- **약물 사용 주의**
  - NSAIDs, 아세트아미노펜(타이레놀) 과다 사용 금지(간독성)
  - 항생제는 페니실린계 선호, **클린다마이신·메트로니다졸 사용 시 주의 또는 용량 조절 필요**

- **감염 예방**
  - B형, C형 간염 환자 치료 시 감염 예방 조치 철저
  - 치과 의료진 B형 간염 예방접종 확인
- **간성 뇌증 및 문맥 고혈압 고려**
  - 환자 협조도 확인(의식 저하, 혼미 가능)
  - 식도 정맥류 출혈 위험 고려(구토, 기침 시 출혈 여부 확인)
- **치료 계획 조정**
  - 비응급 치료는 간 기능 안정 후 진행
  - 심한 간경변 환자는 대형 병원에서 치료 권장

13. 불안장애

- **환자의 불안 수준 평가**
  - 치과치료에 대한 불안 또는 공포가 심한지 확인
  - 과거 치과치료 중 불쾌한 경험이 있는지 문진
- **치료 중 불안 관리**
  - 필요시 벤조다이아제핀 처방 고려
  - 긴장 완화를 위한 짧은 치료 세션 계획
- **진정제 및 약물 사용 시 주의사항**: 불안장애 환자가 복용 중인 항불안제, 항우울제, 수면제와 치과 마취제 및 진정제 간의 약물 상호작용 고려
- **환자의 자율성 존중**
  - 환자가 치료 계획을 이해하고 동의할 수 있도록 충분한 설명 제공
  - 환자가 중간에 멈추고 싶을 경우 신호를 보내도록 안내
- **응급상황 대비**
  - 극도의 불안 상태에서 혈압 상승, 빈맥, 과호흡 등의 증상이 나타날 수 있음
  - 치료 중 공황 발작이 발생할 가능성에 대비

14. 건강염려증

- **환자의 건강염려 수준 평가**

- 구강 건강 상태에 대한 과도한 걱정 또는 치과 질환에 대한 과장된 두려움 여부 확인
- 치료 후에도 지속적인 걱정을 보이는 환자에게 추가적인 상담 제공
- **치료 과정에 대한 상세한 설명 제공**
  - 환자가 치료 과정과 절차를 이해할 수 있도록 구체적으로 안내
  - 치료 후 예상되는 증상(예: 마취 후 감각 저하, 시술 후 약간의 불편함)을 미리 설명하여 불필요한 불안 감소
- **불필요한 과잉 진료 피하기**
  - 환자가 필요 이상의 치료를 요구하는 경우 객관적인 근거를 바탕으로 적절한 치료 계획 수립
  - 지속적인 검사를 요구하는 경우, 불필요한 방사선 촬영이나 처치를 최소화
- **치료 후 불안 관리**
  - 환자가 시술 후 발생할 수 있는 정상적인 증상을 과도하게 해석하지 않도록 사전 교육
  - 필요시 심리 상담 또는 정신과 협진 고려
- **의료진과 환자의 신뢰 관계 형성**
  - 환자가 의료진의 설명을 신뢰할 수 있도록 친절하고 논리적인 설명 제공
  - 반복적인 걱정이 있는 경우 환자의 감정을 존중하면서도 과도한 의료 의존성을 줄이는 방향으로 유도

15. 신체형 장애

- **신체 증상과 치과 질환 간의 관련성 평가**
  - 환자가 호소하는 구강 내 증상(통증, 감각 이상 등)이 실제 치과적 원인에 의한 것인지 확인
  - 만성적인 통증, 불편함을 지속적으로 보고하는 경우 신경과적 또는 정신과적 평가 고려
- **치료 전 상세한 병력 조사**

- 기존 정신건강 관련 병력 및 신체 증상의 지속 기간 확인
- 과거 치과치료 후 비정상적으로 지속된 증상이 있었는지 문진
- **객관적인 치과 검진 결과 제공**
  - 치과적 이상이 없는 경우, 환자의 불안을 해소할 수 있도록 객관적인 검사 결과 제공
  - 과도한 치료를 피하고, 구강 건강 유지 및 예방적 관리 중심으로 안내
- **신경병성 통증 및 기타 감별 진단 고려**
  - 환자가 호소하는 증상이 삼차신경통, 근막통증 증후군, 구강작열감 증후군과 관련이 있는지 평가
  - 필요시 구강 내과, 신경과 협진 고려
- **치료 후 지속적인 모니터링**
  - 환자가 치료 후에도 같은 증상을 반복적으로 호소하는 경우, 추가 검사를 진행하되 과도한 치료 개입은 피함
  - 환자가 정기적인 구강 관리와 건강한 생활 습관을 유지하도록 유도

| 1장 |

고혈압

고혈압을 고려하지 않고
치과치료를 진행했을 때 발생한 문제 사례

사례 1

김 모 씨(**남성, 58세**)는 평소 고혈압 진단을 받았지만, 특별한 증상이 없다고 생각하여 약물 복용을 자주 잊곤 했습니다. 어느 날 치아 통증으로 치과를 방문하여 발치 치료를 받기로 했습니다. 치료 전 의료진이 혈압을 측정한 결과, 수축기 혈압이 180mmHg에 달했습니다. 그러나 김 씨는 "평소에도 이 정도 혈압은 흔하다."며 치료를 강행해 달라고 요청했습니다. 이에 의료진은 치료 시기를 늦추는 것으로 권유드렸으나, 치료를 해달라고 강하게 요구하였고 환자 동의하에 치과치료를 진행하였습니다. 하지만 치료 도중 김 씨는 갑작스러운 흉통과 호흡곤란을 호소하며 의식을 잃었습니다. 응급 처치 후 병원으로 이송되었지만, 급성 심근경색으로 진단받아 중환자실에서 치료를 받아야 했습니다.

사례 2

박 모 씨(**남성, 65세**)는 고혈압을 앓고 있었지만, 증상이 없다고 생각하여 약물 복용을 자주 잊곤 했습니다. 어느 날 치아 치료를 위해 치과를 방문하여 발치 치료를 받기로 했습니다. 치료 중 박 씨는 갑작스러운 두통과 어지러움을 호소하며 의식을 잃었습니다. 응급 처치 후 병원으로 이송되었으며, 뇌졸중으로 진단받아 즉각적인 치료를 받았습니다.

사례 3

이 모 씨(**여성, 58세**)는 고혈압을 앓고 있었지만, 치과치료 시 자신의 상태를 의료진에게 알리지 않았습니다. 치과치료 중 스트레스로 인해 혈압이 급상승하였고, 심한 흉통과 호흡곤란을 호소하였습니다. 즉시 응급 처치 후 병원으로 이송되었으며, 급성 심부전으로 진단받아 집중 치료를 받았습니다.

1
고혈압의 정의 및 진단 기준

───── '고혈압'이라는 것은 우리 피가 혈관 벽을 미는 힘, 즉 혈압이 계속해서 정상보다 높은 상태를 말해요. 혈압이 한번 높게 나왔다고 바로 고혈압이라고 하지는 않고요, 보통 병원에 최소 두 번 이상 방문하셨을 때 여러 번 측정한 혈압 수치의 평균을 봐요.

그렇게 여러 번 잰 평균 혈압이 지속적으로 '140/90mmHg'보다 높게 나오면 의사 선생님께서 '고혈압입니다'라고 진단하게 된답니다.

참고로, 수축기 혈압이 130~139mmHg이거나 이완기 혈압이 80~89mmHg 사이로 나온다면 아직 고혈압은 아니지만, '고혈압 전단계'라고 불러요. 이건 앞으로 고혈압으로 진행될 가능성이 높다는 신호니까, 미리 생활 습관을 관리하고 주의를 기울이시는 것이 좋아요.

요약 SUMMUARY

정의
- 동맥 혈관 내 혈액의 압력이 지속적으로 정상 범위보다 높은 상태.

진단 기준
- **측정 방법**: 안정된 상태에서 최소 2회 이상 다른 날 측정한 혈압의 평균값을 기준으로 함.
- **고혈압 전 단계**: 수축기 혈압 130~139mmHg 또는 이완기 혈압 80~89mmHg 사이.
- **고혈압**: 수축기 혈압 140mmHg 이상 또는 이완기 혈압 90mmHg 이상인 경우.

* 참고: 진료실 혈압 기준이며, 가정 혈압이나 활동 혈압 기준은 다를 수 있습니다.

2

고혈압 환자의 임상증상

　　　　　　고혈압이 있으신 분들 중 많은 분들이 '나는 아무렇지도 않은데?' 하고 생각하실 수 있어요. 그만큼 고혈압은 특별한 증상이 없는 경우가 대부분이거든요. 그래서 본인이 혈압이 높은지 모르고 지내시는 경우가 많아요.

하지만 혈압이 아주 많이 높아지게 되면 몇 가지 증상이 나타날 수도 있어요. 예를 들면 머리 뒤쪽(후두부)이 띵하게 아프거나, 어지럽거나, 눈앞이 좀 흐릿하게 보이거나, 귀에서 '윙~' 하는 소리(귀울림)가 들리는 거죠. 또 이유 없이 피곤함을 느끼실 수도 있고요.

정말 중요한 것은, 이렇게 별다른 증상이 없더라도 혈압이 높은 상태가 오랫동안 계속되면 우리 몸속 중요한 장기들, 예를 들면 심장, 콩팥(신장), 뇌, 눈 같은 곳들이 서서히 망가질 수 있다는 점이에요. 결국에는 뇌졸중(중풍)이나 심근경색, 신부전 같은 아주 심각한 병으로 이어질 수 있기 때문에, 증상이 없더라도 혈압을 꾸준히 관리하는 것이 정말 중요하답니다.

요약 SUMMUARY

일반적 특징

- 대부분의 환자에서 **특별한 자각 증상이 없음.**

혈압이 매우 높을 때 나타날 수 있는 증상

- 후두부(머리 뒤쪽) 두통.
- 어지러움, 현기증.
- 시력 변화(시야 흐림 등).
- 이명.
- 피로감.

장기간 고혈압으로 인한 주요 합병증

- **심장**: 심부전, 협심증, 심근경색 등 심혈관 질환.
- **뇌**: 뇌졸중(뇌경색, 뇌출혈), 혈관성 치매 등 뇌혈관 질환.
- **신장**: 만성 신부전 등 신장질환.
- **눈**: 고혈압성 망막병증(시력 저하 또는 실명 위험).
- **혈관**: 동맥경화, 대동맥류 등.

3

고혈압 환자의
치과치료 시 고려 사항

고혈압이 있으신 분들은 치과에 오실 때마다 저희가 꼭 혈압부터 확인하고 있어요. 평소에 혈압이 잘 조절되고 있는지 확인하는 것이 안전한 치료를 위한 첫걸음이기 때문이죠. 또, 치과치료를 받으실 때 긴장하거나 불안감을 느끼시면 혈압이 일시적으로 더 올라갈 수 있거든요. 그래서 저희는 환자분께서 최대한 편안한 마음으로 치료받으실 수 있도록 환경을 만들고, 차분하게 설명해 드리려고 노력해요. 만약 불안감이 너무 심하시다면, 치료받기 전에 미리 마음을 안정시키는 약을 드시는 것도 고려해 볼 수 있어요.

그리고 또 하나 정말 중요한 것은, 환자분께서 앓고 계신 다른 질환이나 가족 중에 비슷한 병을 앓으신 분이 있는지, 그리고 현재 어떤 약(특히 혈압약)을 드시고 계시는지 저희에게 꼭 자세히 알려주시는 거예요. 드시는 약이 저희가 치과치료 때 사용하는 약, 특히 마취제와 서로 영향을 주고받거나 예상치 못한 부작용을 일으킬 수도 있기 때문이죠. 그래서 저희는 마취 주사를 놓을 때도 혈관 수축 성분(에피네프린 같은 것)이 들어간 약은 아주 조심해서, 꼭 필요한 만큼만 사용하려고 항상 신경 쓰고 있답니다. 치료 중간에도 가끔 혈압을 다시 확인하면서 안전하게 치료를 진행하니 너무 걱정하지 않으셔도 괜찮아요.

참고로, 저희 연세온아치과병원에서는 불안감이 심하신 분들을 위해, 무조건 비용이 많이 들고 절차가 복잡한 수면 치료보다는, 치과치료를 받으시는 동안에만 불안감을 해소시켜 주는 적절한 농도의 진정제를 처방하는 방법을 우선적으로 고려하고 있습니다.

요약 SUMMUARY

혈압 확인 필수
- 매 치과 방문 시 혈압을 측정하여 환자의 혈압 관리 상태를 확인해야 합니다.

환자 불안 및 스트레스 관리
- 치료 환경을 최대한 **편안**하게 조성합니다.
- **불안감이** 심한 환자의 경우, 필요시 치료 전 **항불안제/진정제**(예: Diazepam) 투여를 고려할 수 있습니다.

국소 마취제 사용 시 주의
- 혈관 수축제(예: 에피네프린)가 포함된 국소 마취제 사용 시, 최소 유효량을 사용하는 것을 원칙으로 합니다.

치료 중 모니터링
- 필요에 따라 치과치료 중 환자의 혈압 변화를 주기적으로 확인합니다.

4

고혈압 환자의
치과치료 계획의 변경

───── 고혈압이 있으신 분들은 치과치료 전에 혈압을 확인하는 것이 중요하다고 말씀드렸는데요, 그 혈압 수치에 따라서 저희가 치료 계획을 조금 조절할 수도 있어요.

만약 혈압이 140/90 **미만**으로 잘 조절되고 계신다면, 대부분의 치과치료는 안전하게 받으실 수 있어요. 혈압이 **140/90에서 159/99 사이**라면, 이것도 대부분 치료는 가능하지만, 저희가 치료 중에 환자분 상태를 조금 더 주의 깊게 살피면서 진행할 거예요.

혈압이 **160/100에서 179/109 사이**로 다소 높게 측정된다면, 좀 더 조심해야 해요. 꼭 필요한 치료인지, 치료했을 때 혹시 위험은 없을지 저희와 충분히 상의하고, 스트레스를 최대한 받지 않도록 신경 쓰면서 제한적으로 치료를 진행하는 것이 좋습니다.

하지만 만약 혈압이 180/110 **이상**으로 아주 높게 나온다면, 정말 급한 응급상황이 아닌 이상은 안전을 위해서 치과치료를 잠시 멈추고 먼저 주치의 선생님과 상담해서 혈압을 안정시키는 것이 우선이에요.

혈압이 잘 조절되는 경우라도 저희는 치료 시간을 되도록 **짧게** 하고, 환자분께서 너무 긴장하지 않도록 편안한 분위기를 만들려고 노력해요. 필요하다면 마음을 편안하게 해드리는 약의 도움을 받을 수도 있고요. 또 치료 중에 갑자기 일어나실 때 어지러움을 느끼실 수 있어서(기립성 저혈압), 자세를 천천히 바꿔드리고, 너무 스트레스를 받으시는 것 같으면 치료를 잠시 멈추기도 한답니다.

요약 SUMMUARY

혈압 수치별 권장 사항

- **< 140/90mmHg**: 모든 치과치료 가능.
- **140-159/90-99mmHg**: 대부분의 치과치료 가능하나, 치료 중 환자 상태 모니터링 및 주의 필요.
- **160-179/100-109mmHg**: 치료를 **제한적으로 시행**하고 **스트레스 최소화** 필수. 치료 전 술식 종류 및 위험성에 대해 환자와 충분히 상의.
- **≥ 180/110mmHg**: 응급상황을 제외하고 **모든 치과치료 중단 및 연기**. 즉시 내과의사(주치의)에게 의뢰하여 혈압 조절 필요.

치료 시 스트레스 감소 및 관리 방안

- **치료 시간**: 가능한 짧게 계획.
- **진정 요법**: 필요시 항불안제/진정제(예: Diazepam) 사용 고려.
- **기립성 저혈압 예방**: 치료 중 잦은 자세 변경 또는 천천히 자세 변경 유도.
- **스트레스 시 중단**: 환자가 심한 스트레스나 불편감을 호소하면 즉시 치료 중단.

5
고혈압 환자의 치과치료 시 약물 사용의 주의사항

———— 고혈압이 있으셔도 치과치료 할 때 쓰는 국소 마취는 대부분 안전하게 맞으실 수 있어요. 다만, 마취 효과를 높이기 위해 들어가는 '에피네프린'이라는 성분이 혈압을 약간 올릴 수 있어서, 저희는 아주 조심해서 꼭 필요한 만큼만 사용한답니다.

그리고 환자분께서 드시는 혈압약에 대해서도 몇 가지 아시면 좋은 점이 있는데요. 가장 중요한 것은, 혈압약은 절대 환자분 마음대로 끊으시면 안 된다는 거예요. 또, 저희가 치료 후에 처방해 드릴 수 있는 소염진통제(NSAIDs 계열) 중 일부는 오랫동안 드시면 혈압약의 효과를 떨어뜨릴 수도 있어서 주의가 필요해요. 그래서 아프실 때는 보통 '타이레놀(아세트아미노펜)'을 드시는 것이 더 안전하답니다.

아주 드물지만, 혹시 치료 중에 갑자기 혈압이 아주 심하게 오르면서 가슴이 아프거나 숨쉬기 힘들고 머리가 깨질 듯이 아픈 증상이 나타나면 '고혈압성 위기'라는 응급상황일 수 있어요. 만약 이런 증상이 느껴지시면 즉시 저희에게 말씀해 주셔야 하고요, 저희는 바로 치료를 멈추고 환자분을 안정시키면서 빨리 응급 처치를 받으실 수 있도록 조치할 거예요.

요약 SUMMARY

국소 마취제 사용

- **에피네프린(Epinephrine) 함유 마취제**
  - 사용 시 **최소 유효량** 사용 원칙.
  - 과량 사용 시 급격한 혈압 상승 유발 가능성 있음.

항고혈압제 관련

- 환자는 처방받은 항고혈압제를 **절대로 임의로 중단해서는 안 됨.**
- **칼슘 채널 차단제**(CCB, 특히 니페디핀): **치은 비대**(잇몸 증식) 유발 가능성이 있으므로, 복용 시 치과의사에게 반드시 알려야 함.
- 기타 이뇨제, 베타차단제 등도 구강 건조 등 부작용 가능성 있음.

약물 상호작용 주의

- **NSAIDs**(비스테로이드성 소염진통제): 장기 복용 시 일부 항고혈압제의 효과를 저하시킬 수 있으므로 신중히 사용.
- **권장 진통제:아세트아미노펜**(Acetaminophen, 상품명: 타이레놀 등).

고혈압성 위기관리

- **증상**: 심각한 혈압 상승과 함께 흉통, 호흡곤란, 심한 두통 등 발생 시 의심.
- **대처**: 즉시 치과치료 중단 → 환자 안정 및 기본 응급 처치 → 신속한 내과적 응급 진료 연계(환자는 증상 발생 시 즉시 의료진에게 알려야 함).

6

고혈압 환자의 관리와 구강 관리 시 주의사항

고혈압 자체 때문에 입안에 특별한 병이 생기는 경우는 드물어요. 하지만 드시는 혈압약 종류에 따라 입이 좀 마르거나 잇몸이 살짝 부풀어 오르는 듯한 느낌을 받으실 수는 있어요. 특히 입이 마르면 충치나 잇몸병이 더 잘 생길 수 있으니, 평소에 물을 좀 더 자주 드시고 양치질이나 치실 사용 같은 구강 관리를 꼼꼼하게 해주시는 것이 좋아요. 그리고 정기적으로 치과에 오셔서 입안 상태는 괜찮은지, 약 때문에 불편한 점은 없는지 점검받고 스케일링 같은 예방 관리도 받으시는 것이 중요하답니다.

혹시라도 치과치료 중에 혈압이 갑자기 너무 높아지면서 가슴이 아프거나 어지러운 등 몸에 이상이 느껴지는 응급상황이 아주 드물게 생길 수도 있는데요, 그럴 때는 저희가 즉시 치료를 멈추고 환자분이 편안한 자세로 쉬실 수 있도록 도와드릴 거예요. 필요하면 산소를 드리거나 혈압,

맥박을 계속 확인하면서 상태를 살피고, 응급약(니트로글리세린 같은)을 준비하거나 119에 도움을 요청할 준비도 하고 있으니 너무 걱정하지 마세요.

고혈압 환자분들 중에는 심혈관 질환 예방을 위해 아스피린이나 다른 항응고제(혈액을 묽게 하는 약)를 함께 복용하시는 경우가 있는데, 이런 약물들은 피가 멎는 것을 더디게 할 수 있습니다. 따라서 큰 수술 전에는 복용 중인 모든 약물에 대해 치과의사와 충분히 상의하고, 필요시 혈액 응고 관련 검사가 필요할 수도 있다는 점을 알아두시면 좋습니다.

요약 SUMMARY

구강 건강 관리

- **고혈압 자체**: 특정 구강 질환을 직접 유발하지는 않음.
- **항고혈압제 부작용**: 일부 약물에서 구강 건조증, 치은 비대(잇몸 증식) 등 유발 가능.
- **구강 건조증 관리**: 충치 및 치주 질환 위험 증가 → 수분 섭취 권장, 철저한 구강 위생 관리 필수.
- **정기 검진**: 정기적인 치과 방문을 통해 구강 상태 점검, 필요한 예방 치료 및 약물 부작용(구강 건조, 치은 비대 등) 관리 중요.

치과치료 중 고혈압성 응급상황 대처

- **증상**: 급격한 혈압 상승, 흉통, 어지럼증, 심한 두통 등.
- **조치**
  1. 즉시 치료 중단.
  2. 환자를 안정된 자세로 유지(예: 반좌위 등).
  3. 필요시 산소 공급.
  4. 활력 징후(Vital Signs) 지속적 관찰.
  5. 필요시 니트로글리세린(Nitroglycerin) 투여 준비.
  6. 응급의료체계(119 등) 연락 준비 및 필요시 요청.

| 2장 |

당뇨병

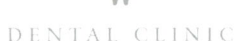

DENTAL CLINIC

당뇨병을 고려하지 않고 치과치료를 진행했을 때 발생한 문제 사례

사례 1

이 모 씨**(여성, 62세)**는 10년 전부터 제2형 당뇨병을 앓고 있었지만, 혈당 관리를 소홀히 해왔습니다. 최근 치아 통증으로 치과를 방문하여 발치가 필요하다는 진단을 받았습니다. 그러나 그녀는 당뇨병이 치유에 어떤 영향을 미치는지에 대해 충분히 인지하지 **못했습니다.**

발치 후, 이 씨는 상처 부위의 치유가 지연되고 부종과 통증이 지속되어 재방문하였습니다. 검사 결과, 감염이 발생하여 추가적인 항생제 치료와 상처 관리가 필요했습니다. 이 사례는 당뇨병 환자가 치과치료 시 혈당 조절의 중요성과 감염 예방을 위한 철저한 관리가 필요함을 보여줍니다.

사례 2

정 모 씨**(남성, 60세)**는 제2형 당뇨병을 앓고 있었지만, 혈당 관리를 소홀히 해왔습니다. 최근 치아 임플란트 시술을 받았으나, 수술 부위의 치유가 지연되고 염증이 발생하였습니다. 추가적인 치료와 관리가 필요하게 되어 회복 기간이 길어졌습니다.

사례 3

김 모 씨**(여성, 55세)**는 당뇨병으로 인한 신경병증을 앓고 있었습니다. 치과치료 중 저혈당 증상이 나타났지만, 이를 인지하지 못해 의식을 잃었습니다. 의료진의 신속한 대응으로 회복하였지만, 사전에 혈당 관리를 철저히 하지 않은 것이 원인이었습니다.

1

당뇨병의
정의 및 진단 기준

─────── 당뇨병은 우리 몸이 혈액 속의 당분, 즉 '혈당'을 제대로 조절하지 못해서 핏속에 당분이 너무 많은 상태가 계속되는 병이에요. 우리 몸에는 '인슐린'이라는 중요한 호르몬이 있어서 혈당을 조절해 주는데, 이 인슐린이 부족하거나 제대로 일을 못 하면 혈당이 높아지게 되는 거죠.

 병원에서는 몇 가지 검사를 통해 당뇨병인지 확인하는데요, 아침 공복 상태에서 잰 혈당 수치가 126mg/dL 이상이거나, 밥 먹고 나서 잰 혈당이 200mg/dL 이상일 때, 그리고 최근 2~3개월간의 평균 혈당 상태를 보여주는 '당화혈색소' 수치가 6.5% 이상이면 당뇨병으로 진단할 수 있어요.

요약 SUMMUARY

정의
- 인슐린 분비가 부족하거나 인슐린이 제대로 작용하지 못하여(인슐린 저항성) 혈액 내 포도당 농도(혈당)가 비정상적으로 높은 상태가 만성적으로 지속되는 대사 질환.

진단 기준(다음 중 하나 이상 충족 시)
- **공복 혈당≥ 126mg/dL**(최소 8시간 금식 후 측정).
- **식후 혈당 ≥ 200mg/dL**(경구 당부하 검사 2시간 후 혈당 또는 식사 시간과 무관하게 측정한 임의 혈당).
- **당화혈색소**(HbA1c) **≥ 6.5%.**

2

당뇨병 환자의
임상증상

───── 당뇨병이 있으면 몇 가지 특징적인 증상이 나타날 수 있어요. 자꾸 목이 말라서 물을 많이 마시게 되고(다음), 소변도 자주 마렵고 양도 늘어나고(다뇨), 특별히 다이어트를 하지 않았는데도 살이 갑자기 빠지거나, 이유 없이 몸이 너무 피곤하게 느껴질 수 있답니다. 그 외에도 머리가 아프거나 입이 자주 마르고, 피부에 염증이 잘 생기거나 상처가 잘 아물지 않을 수도 있고요. 또 눈이 침침해지거나 손발 끝이 저릿저릿하고 감각이 둔해지는 느낌이 들 수도 있고, 잇몸병이나 잇몸에 고름이 잡히는 등 치과 관련 문제도 다른 분들보다 더 쉽게 생길 수 있어요.

요약 SUMMUARY

전형적인 증상("3다 증상" 중 일부)

- **다음**: 갈증이 심해 물을 많이 마심.
- **다뇨**: 소변을 자주 보고 소변량이 증가함.
- **다식**: 배고픔을 심하게 느낌.

기타 주요 증상

- 설명되지 않는 체중 감소.
- 만성 피로감 및 무기력.
- 두통.
- 구강 건조증.
- 상처 치유 지연
- 잦은 감염(특히 피부, 요로, 구강 감염).
- 시력 저하 또는 시야 흐림.
- 손발 저림 또는 감각 이상(말초 신경병증).
- 치주 질환(잇몸병), 치주 농양 등 구강 문제 발생 빈도 증가.

3

당뇨병 환자의 치과치료 시 고려 사항

―――― 당뇨병이 있으신 분들은 치과치료를 받으시기 전에 몇 가지 더 신경 쓰고 준비해 주시면 좋아요. 우선 최근에 혈당 조절이 잘 되고 있는지 확인하는 것이 정말 중요해요. 혈당이 너무 높으면 치료 후에 염증이나 감염이 생길 위험이 다른 분들보다 더 커질 수 있거든요. 특히 아침 공복 혈당이 200mg/dL 이상으로 많이 높다면 그 위험이 꽤 크다고 알려져 있어요.

그래서 치과에 오시기 전에는 평소처럼 식사도 잘하시고, 드시던 당뇨약이나 인슐린 주사도 잊지 않고 제때 챙겨주시는 것이 중요해요. 혹시 오시기 전에 혈당이 너무 낮거나 또는 너무 높다고 느껴지시면, 바로 주치의 선생님과 상의해 주시는 것이 좋습니다. 만약 혈당 조절이 잘 안 되고 있는 상태라면, 저희 치과와 주치의 선생님이 서로 상의해서 치료를 잠시 미루거나 하는 식으로 조절하는 것이 더 안전할 수 있어요.

치료 약속은 가능하면 오전에, 그리고 식사를 하신 후에 오시는 것이 좋고요. 치료 시간도 너무 길지 않게 짧게 잡는 것이 환자분께 덜 부담스러울 거예요. 또 가끔 치료 중에 긴장하시거나 하면 혈당이 갑자기 너무 떨어지는 '저혈당'이 올 수도 있어서, 만약을 위해 주스나 사탕 같은 단 것을 근처에 준비해 두는 것도 좋은 방법이에요.

마지막으로, 당뇨가 있으시면 상처가 아무는 속도가 좀 느리거나 감염이 더 잘 생길 수 있으니, 혹시 치료받은 부위에 염증이나 감염 증상이 조금이라도 보이면 참지 마시고 바로 저희에게 알려주셔서 빨리 치료받으시는 것이 중요하답니다.

요약 SUMMUARY

주요 위험 증가
- 일반 환자에 비해 **감염**, (경우에 따라) **출혈, 상처 치유 지연**의 위험이 높음.

치료 전 확인 및 관리
- **혈당 조절 상태 확인**: 최근 혈당 수치(특히 공복 혈당) 확인 필수(참고: 공복 혈당 207mg/dL 이상 시 감염 위험 유의하게 증가 가능성).
- **시간대**: 오전 시간대 진료 선호.
- **진료 시간**: 가능한 한 짧게 계획.
- **식사**: 식사 후 내원 권장.
- **내과 협진**: 혈당 조절이 불량한 경우, 치료 시기 조절 등을 위해 내과의사(주치의)와 협진 권장.
- **일상 관리 유지**: 환자는 평소 식사 및 약물(인슐린 포함) 복용 스케줄을 유지하도록 안내.
- **저혈당 대비**: 치료 중 저혈당 발생 가능성에 대비하여 응급 당분(주스, 사탕 등) 준비 고려.
- **감염 관리**: 치과치료 후 감염 증상 발생 시 신속하게 대처 및 치료 필요.

4

당뇨병 환자의
치과치료 계획의 변경

────── 당뇨병이 있으시더라도 혈당 조절만 잘되고 계시면 대부분의 치과치료는 괜찮다고 말씀드렸는데요, 혹시 당뇨병 때문에 다른 합병증, 예를 들어 심장이나 콩팥에 문제가 같이 있으신 경우에는 치료 계획을 좀 더 신중하게 세우거나 변경해야 할 수도 있어요.

특히 임플란트 수술이나 잇몸을 크게 절개하는 수술처럼 좀 더 큰 치료를 받으실 때는요, 치료 후에 식사는 어떻게 하실지, 혈당 관리는 어떻게 계속하실지 등을 환자분의 주치의 선생님(내과의사)과 저희 치과가 미리 자세하게 상의하고 계획을 세우는 것이 아주 중요해요.

기본적으로는 혈당이 안정적으로 잘 조절될 때 치과치료를 받는 것이 가장 좋아요. 만약 혈당이 너무 높거나 불안정한 상태라면, 중요한 치료는 잠시 미루고 먼저 혈당부터 안정시키는 것이 우선이랍니다. 특히 이를 뽑거나 임플란트 같은 수술은 혈당이 좋을 때 하는 것이 훨씬 안전하고, 감염을 예방하기 위해 미리 항생제를 드시는 것도 좋은 방법이 될 수 있어요.

한 가지 더 흥미로운 점은요, 잇몸병이 심하신 경우에 잇몸 치료(스케일링이나 좀 더 깊은 잇몸 청소)를 잘 받으시는 것이 오히려 혈당 조절에도 도움을 줄 수 있다는 연구 결과도 있어요 그래서 큰 치료 전에 잇몸을 먼저 건강하게 만드는 것이 여러모로 좋을 수 있어요.

요약 SUMMUARY

계획 변경 필요성
- 당뇨병 합병증(심장병, 신장병 등) 동반 시.
- 혈당 조절이 불안정한 경우.
- 기타 전신질환 상태 변화 시.

혈당 조절 상태에 따른 원칙
- **혈당 안정 시**: 일반적인 치과치료 가능.
- **혈당 불안정 또는 합병증 동반 시**: 전신 상태 조절을 우선하고, 안정된 후 치과치료 시작 권장.

주요/외과적 시술(발치, 임플란트, 치주 수술 등) 시
- **치료 시기**: 혈당이 잘 조절되는 시점에 진행하는 것이 가장 안전함.
- **사전 계획**: 술 후 식사 및 혈당 관리 계획에 대해 반드시 사전 협의.
- **예방적 항생제**: 감염 위험도 및 시술 범위를 고려하여 사용 고려.
- **임플란트**: 혈당 안정화 후 치료 계획, 내과의사 협진 필수.

치주 관리의 중요성
- 심한 치주 질환은 혈당 조절에 악영향을 줄 수 있음.
- 적극적인 치주 치료(스케일링, 치근 활택술 등) 선행이 혈당 관리에 도움이 될 수 있음.

당뇨병 환자의 치과치료 시 약물 사용의 주의사항

───── 당뇨병 때문에 드시는 약은 치과치료를 받는다고 해서 환자분 마음대로 끊으시면 절대 안 돼요. 아주 위험할 수 있어요 치료 받으시는 날에도 평소에 드시던 대로 꼭 약을 챙겨 드셔야 합니다.

특히 인슐린 주사를 사용하시는 분들은 치료 중에 혹시 혈당이 너무 떨어지는 저혈당이 올 수도 있어서, 저희가 만약을 위해 옆에 오렌지 주스나 사탕 같은 단 것을 준비해 두는 것이 좋아요.

그리고 치료 후에 아프실 때 드시는 진통제도 아무거나 드시면 안 되는데요, '타이레놀(아세트아미노펜 성분)'은 비교적 괜찮지만, '이부프로펜' 같은 소염진통제(NSAIDs)는 혈당 조절에 영향을 줄 수도 있어서 꼭 필요할 때만 아주 잠깐 사용하시는 것이 좋습니다. 스테로이드 성분의 약은 혈당을 직접 올릴 수 있어서 가능하면 피하는 것이 좋고, 만약 꼭 써야 한다면 반드시 주치의 선생님과 상의가 필요하답니다

요약 SUMMARY

기존 당뇨 약물 관리

- 환자는 **임의로 당뇨 약물**(경구 혈당 강하제, 인슐린 등) **복용을 중단해서는 안 됩니다.**
- 치과치료 당일에도 평소 복용 스케줄에 따라 약물을 복용해야 합니다.

추가 약물 투여

- 항생제, 진통제 등 추가적인 약물 투여가 필요한 경우, **반드시 내과의사**(주치의)**와 상의 후 결정**해야 합니다(혈당 조절 영향 및 약물 상호작용 고려).

저혈당 대비(특히 인슐린 사용자)

- 치과치료 중 저혈당 발생 가능성에 대비해야 합니다.
- 응급상황을 위해 **당분**(오렌지 주스, 사탕 등)**을 치료실에 준비**하는 것이 권장됩니다.

진통제 선택

- 권장: 아세트아미노펜(Acetaminophen, 예: 타이레놀) 계열.
- 주의: NSAIDs(비스테로이드성 소염진통제, 예: 이부프로펜) 계열은 혈당 조절에 영향을 미칠 수 있으므로 **단기간 사용으로 제한**하는 것이 좋습니다.

스테로이드 사용

- 혈당을 상승시킬 수 있으므로 **가능한 사용을 피해야** 합니다.
- 부득이하게 사용해야 할 경우, **반드시 내과의사**(주치의)**와 상의**해야 합니다.

6

당뇨병 환자의 관리와 구강 관리 시 주의사항

치과치료를 받으시는 중에 갑자기 식은땀이 나거나 어지럽고 손이 떨리는 등 혈당이 너무 떨어지는 '저혈당' 증상이 나타나면요, 너무 놀라지 마세요. 저희가 바로 알아채고 오렌지 주스나 사탕 같은 단 것을 드려서 혈당을 빨리 올릴 수 있도록 도와드릴 거예요.

당뇨병이 있으시면 다른 분들보다 감염에 조금 더 약하고 상처가 아무는 데 시간이 더 걸릴 수 있어요. 그래서 입안을 깨끗하게 관리하는 것이 정말 정말 중요해요. 매일 꼼꼼하게 양치질하시는 것은 기본이고, 치실이나 구강청결제를 함께 써주시면 더욱 좋아요. 입이 자주 마르신다면 물을 자주 드시거나 인공 타액을 사용하시는 것도 도움이 되고요. 혀를 깨끗하게 닦아주시는 것도 입안 곰팡이(칸디다증) 예방에 좋답니다.

손이 불편해서 칫솔질이 힘드시다면 손잡이가 두툼한 칫솔이나 전동칫솔을 사용해 보시는 것도 좋은 방법이에요. 그리고 담배를 피우시거나 술을 자주 드시는 습관은 혈당 조절에도, 입안 건강에도 좋지 않으니 가능하면 줄이거나 끊으시는 것이 좋습니다.

마지막으로, 입안에 작은 상처라도 생기면 그냥 두지 마시고 바로 치과에 오셔서 혹시 감염되지 않도록 관리받으시는 것이 안전해요. 3개월에서 6개월마다 정기적으로 치과에 오셔서 검진받고 스케일링 같은 예방 관리를 꾸준히 받으시는 것이 건강한 구강 상태를 유지하는 가장 좋은 방법이랍니다.

요약 SUMMARY

저혈당 응급 대처(치료 중 발생 시)
- **증상 인지**: 식은땀, 현기증, 떨림 등 저혈당 증상 발생 시 즉각 대처.
- **조치**: 즉시 경구 탄수화물(과일 주스, 사탕 등) 공급.

구강 관리의 중요성
- **이유**: 감염 취약성 증가 및 상처 치유 지연 가능성으로 인해 철저한 관리가 필수적임. 구강 합병증 발생 빈도 높음.

구강 관리 실천 수칙
- **위생**: 매일 꼼꼼한 칫솔질, 치실 사용, 필요시 구강청결제 사용.
- **구강 건조증 관리**: 충분한 수분 섭취, 필요시 인공 타액 사용 권장.
- **정기 검진**: 3~6개월 간격의 정기적인 치과 검진, 스케일링 등 예방 관리 필수.
- **칸디다증 관리**: 혀 클리닝 생활화, 필요시 항진균제 처방 고려.
- **보조 기구 활용**: 손 사용이 불편한 경우 손잡이가 큰 칫솔 또는 전동칫솔 사용 권장.

생활 습관 관리

- 금연 및 절주 권장(혈당 조절 및 구강 건강 영향).

구강 내 상처 관리

- 경미한 구강 내 상처라도 발생 시 감염 예방을 위해 신속한 치과 방문 및 관리 권장.

7

당뇨병 환자의
치료 예후와 추가 관리

결국 당뇨병이 있으신 분들의 치과 건강을 지키는 데 있어서 가장 중요한 것은 바로 '혈당 관리'에요. 평소에 혈당 조절을 잘해주시면, 치과치료를 받고 나서도 상처가 더 빨리 아물고, 잇몸병이나 다른 입안 문제(합병증)가 생길 가능성도 훨씬 줄어들거든요.

물론 꾸준히 치과에 오셔서 잇몸 치료(치주 치료)를 받으시고, 건강한 식습관과 규칙적인 운동을 함께 해주시는 것도 아주 중요해요. 이런 노력들이 다 같이 이루어질 때 치료 결과도 더 좋아진답니다.

그리고 이 모든 것들 중에서 빼놓을 수 없는 것이 바로 환자분의 몸 상태를 잘 아시는 주치의 선생님(내과)과 저희 치과가 정기적으로 서로 정보를 나누고 협력하는 거예요. 이렇게 함께 노력하면 환자분께서 오랫동안 건강한 구강 상태를 유지하시는 데 큰 도움이 될 거예요.

요약 SUMMUARY

- **철저한 혈당 관리**: 가장 중요하며, 치과치료 후 회복을 촉진하고 구강 합병증 발생률을 감소시킴.
- **지속적인 치주 관리**: 정기적인 치주 치료(스케일링, 치근활택술 등) 및 예방 교육 필수.
- **건강한 생활 습관**: 건강한 식습관 및 규칙적인 운동 병행 시 치료 예후 향상.
- **의료진 협진**: 정기적인 내과–치과 간 협진 및 정보 공유가 장기적인 구강 건강 유지에 가장 중요함.

| 3장 |

관상동맥 질환 및 심부전

DENTAL CLINIC

심장질환을 고려하지 않고 치과치료를 진행했을 때 발생한 문제 사례

사례 1

박 모 씨(남성, 70세)는 5년 전 심근경색을 겪었으며, 현재 협심증으로 약물 치료를 받고 있습니다. 치아 임플란트 시술을 받기 위해 치과를 방문하였으나, 심장질환과 치과치료의 연관성에 대해 충분한 상담을 받지 않았습니다.

시술 중 박 씨는 가슴 통증과 호흡곤란을 호소하였으며, 즉시 응급 처치 후 병원으로 이송되었습니다. 검사 결과, 협심증이 악화된 것으로 확인되어 입원 치료를 받았습니다. 이 사례는 심혈관계 질환 환자가 치과치료 시 스트레스와 통증으로 인해 증상이 악화될 수 있음을 보여주며, 사전 상담과 적절한 대비가 필요함을 강조합니다.

사례 2

최 모 씨(남성, 68세)는 협심증을 앓고 있었으며, 치과치료 중 과도한 스트레스로 인해 가슴 통증이 발생하였습니다. 즉각적인 응급 처치로 상태는 안정되었지만, 사전에 스트레스 관리와 의료진과의 충분한 상담이 필요했음을 깨달았습니다.

사례 3

박 모 씨(여성, 72세)는 심근경색 병력이 있었지만, 이를 치과 의료진에게 알리지 않았습니다. 치과치료 중 혈압 상승과 함께 심한 두통을 호소하였으며, 치료를 중단하고 병원으로 이송되어 추가적인 심혈관 검사를 받았습니다.

관상동맥 질환

1

관상동맥 질환의 정의 및 진단 기준

────── 관상동맥 질환이라는 병에 대해 들어보셨나요? 우리 심장도 펌프질을 하려면 영양분과 산소가 필요한데요, 이 중요한 것들을 심장 근육에 직접 전달해 주는 혈관이 바로 '관상동맥'이에요. 마치 심장에 밥을 주는 혈관 같은 거죠.

관상동맥 질환은 이 중요한 관상동맥 혈관이 여러 가지 이유로 좁아지거나 아예 막혀버려서, 심장으로 가야 할 피가 충분히 흐르지 못하는 상태를 말해요. 그러면 심장 근육이 숨쉬기 힘들어하는 것처럼 산소를 제대로 공급받지 못해서 문제가 생길 수 있답니다.

보통 이 병이 있으면 가슴이 쥐어짜는 듯 아프거나 답답한 증상(협심증이라고 해요)을 느끼실 수 있는데요, 병원에서는 이런 증상과 함께 심장 초음파나 CT 촬영, 또는 직접 혈관 안을 들여다보는 관상동맥 조영술 같은 검사들을 통해서 정확하게 진단하게 됩니다.

요약 SUMMUARY

정의
- 심장 근육에 혈액과 산소를 공급하는 혈관인 **관상동맥**이 좁아지거나⁽협착⁾ 막히는⁽폐색⁾ 질환. 관상동맥의 혈류 장애로 인해 심장 근육⁽심근⁾에 필요한 혈액 및 산소 공급이 부족해지는 **심근 허혈** 상태 초래.

진단 기준 및 방법
- **임상증상**: 특징적인 흉통⁽협심증⁾ 등 환자가 호소하는 증상 확인.
- **진단 검사**: 상기 증상과 더불어 다음 검사들을 종합하여 진단.
  - 심장 초음파.
  - 컴퓨터 단층촬영⁽CT, 특히 관상동맥 CT⁾.
  - 관상동맥 조영술⁽확진에 중요⁾.
- **기타**: 심전도, 운동부하 검사 등도 활용될 수 있음.

2
관상동맥 질환 환자의 임상증상

관상동맥 질환이 있을 때 나타나는 가장 대표적인 증상이 '협심증'이라는 가슴 통증이에요. 심장으로 가는 혈관이 좁아져서 생기는 건데요. 보통 운동을 하거나 계단을 오르는 것처럼 심장이 좀 더 힘을 내야 할 때 가슴 한가운데가 뻐근하거나, 꽉 조이는 듯하거나, 무거운 돌로 누르는 듯한 느낌의 통증이 나타날 수 있어요.

가슴 통증 말고도 숨이 좀 차거나 답답한 느낌이 들 수도 있고요. 어떤 분들은 이유 없이 가슴이 두근거리거나 예전보다 쉽게 피곤해진다고 느끼시기도 해요.

정말 조심해야 할 점은, 평소에는 별다른 증상이 없다가도 좁아진 혈관이 갑자기 완전히 막히면서 '심근경색'이라는 아주 위험한 상태로 진행될 수 있다는 거예요. 아주 드물지만, 심장이 갑자기 멈추는 '돌연사'로 이어질 수도 있고요. 그래서 혹시라도 방금 말씀드린 것과 비슷한 증상이 느껴지신다면 '조금 쉬면 괜찮겠지' 하고 절대 무시하지 마시고, 꼭 병원에 가셔서 심장 상태를 확인해 보시는 것이 중요해요.

하지만 너무 걱정만 하실 필요는 없어요. 이 병은 의사 선생님과 잘 상의해서 약물 치료를 꾸준히 하고 생활 습관을 건강하게 바꾸면 충분히 잘 관리할 수 있는 질환이랍니다.

요약 SUMMUARY

주요 증상: 협심증
- **특징**: 주로 신체 활동 시 발생하는 흉부(가슴) 통증, 압박감, 조이는 느낌(안정 시 완화되는 경향).

기타 동반 가능 증상
- 호흡곤란, 숨 가쁨.
- 심계항진(가슴 두근거림).
- 피로감.

잠재적 위험 및 중요성
- **급성 심근경색**: 평소 증상이 없거나 경미하더라도 갑자기 발생 가능.
- **돌연 심장사**: 드물지만 발생 가능성 있음.
- **주의**: 상기 증상 발생 시 절대 무시하지 말고 반드시 의료기관 방문 및 심장 검사 필요.

관리
- 약물 치료 및 생활 습관 개선을 통해 **충분히 관리 가능한 질환**.

3

관상동맥 질환 환자의 치과치료 시 고려 사항

관상동맥 질환이 있으신 분들은 치과치료를 받으실 때 무엇보다 마음을 편안하게 가지시는 것이 정말 중요해요. 혹시 너무 긴장하시거나 스트레스를 받으시면 심장이 더 빨리 뛰고 혈압도 올라가서 심장에 부담이 될 수 있거든요.

그래서 저희는 치료를 시작하기 전에 꼭 혈압이랑 맥박을 먼저 확인하고, 치료하는 동안에도 환자분 상태가 괜찮으신지 계속 주의 깊게 살피면서 천천히, 조심스럽게 진행할 거예요.

그리고 치료 약속 시간을 정할 때도요, 가능하시다면 너무 이른 아침 시간보다는 오전 늦게나 오후 이른 시간대에 오시는 것이 더 좋답니다. 통계적으로 보면 심장에 부담이 가는 응급상황 같은 문제들이 주로 아침 이른 시간(오전 6시에서 정오 사이)에 더 자주 발생한다고 알려져 있거든요. 그래서 이 시간대를 피하는 것이 조금 더 안전할 수 있어요.

요약 SUMMUARY

스트레스 관리

- **중요성**: 환자의 스트레스와 불안을 최소화하는 것이 필수적입니다.
- **이유**: 긴장 시 심박수 및 혈압 상승으로 심장에 부담이 증가할 수 있습니다.

활력 징후 모니터링

- **치료 전**: 반드시 혈압과 맥박을 측정하고 기록합니다.
- **치료 중**: 환자의 상태를 지속적으로 관찰하며 신중하게 치료를 진행합니다.

적절한 치료 시간

- **피해야 할 시간**: 이른 오전 시간대(오전 6시 ~ 정오 사이)는 심혈관계 사건 발생 빈도가 높으므로 가급적 피하는 것이 좋습니다.
- **권장 시간**: 늦은 오전 또는 이른 오후 시간대에 치료 약속을 잡는 것이 더 안전합니다.

4
관상동맥 질환 환자의 치과치료 계획의 변경

　　　　　　혹시 최근 한 달 안에 심근경색을 겪으셨거나, 아니면 가슴 통증(협심증)이 예측할 수 없이 자주 나타나는 등 심장 상태가 좀 불안정하시다면요. 지금 당장 꼭 해야 하는 응급 치료가 아닌 경우에는 치과치료를 잠시 뒤로 미루시는 것이 더 안전해요. 몸이 조금 더 회복되고 안정된 후에 치료를 받으시는 것이 환자분께 훨씬 좋거든요.

　물론 현재 심장 상태가 비교적 안정적이시더라도 저희는 항상 조심하고 있어요. 치료 시간을 되도록 짧게 하려고 노력하고, 치료받으시는 동안 앉아 계시는 의자도 최대한 편안하게 조절해서 심장에 부담이 가지 않도록 신경 쓴답니다.

　그리고 치료 중에 아프시거나 염증 같은 문제가 생기지 않도록 미리 적극적으로 관리하고요, 필요하다면 환자분의 심장 상태를 잘 아시는 주치의 선생님과 저희 치과가 미리 상의해서 환자분께 가장 안전하고 좋은 방법으로 치료할 수 있도록 항상 준비하고 있습니다.

요약 SUMMUARY

치료 연기 권고 기준(비응급상황 시)
- **최근 1개월 이내** 심근경색 병력.
- **불안정형 협심증** 상태인 경우(안정된 상태로 회복 후 치료 진행 권장).

모든 환자 대상 주의사항(상태 안정 시 포함)
- **치료 시간**: 가능한 **짧게** 계획하고 시행.
- **통증 및 감염 관리**: 치료 중 및 치료 후 통증과 감염을 **적극적으로 예방하고 관리**해야 함.

의료진 협진
- 필요한 경우(특히 침습적 치료 계획 시), 환자의 **내과 주치의와 반드시 사전 협의**하여 안전한 치료 계획 수립.

5
관상동맥 질환 환자의 치과치료 시 약물 사용의 주의사항

─────── 심장 혈관 문제 때문에 드시는 약이 있으시다면, 치과치료 전에 꼭 저희에게 말씀해 주시는 것이 중요해요. 약 종류에 따라 저희가 주의해야 할 점이 조금씩 다르거든요.

예를 들어, 아스피린 같은 '항혈소판제'를 드시고 계시다면, 대부분의 경우에는 약을 그대로 드시면서 치료를 받으셔도 괜찮아요. 치료 중에 피가 조금 더 날 수는 있지만, 그 정도는 저희가 충분히 조절할 수 있는 수준이니 너무 걱정하지 않으셔도 됩니다.

하지만 쿠마딘(와파린) 같은 '항응고제'를 드시고 계신다면 이야기가 조금 달라요. 이런 약은 피를 더 묽게 만들기 때문에, 치료 전에 'INR'이라는 피검사 수치를 확인해서 피가 너무 묽지 않은지(보통 3.5 이하인지) 꼭 확인해야 해요. 수치나 치료 종류에 따라서는 환자분의 주치의 선생님과 상의해서 약을 잠시 조절해야 할 수도 있답니다.

또 하나는 치과치료 할 때 쓰는 국소 마취제인데요, 마취 효과를 높이기 위해 들어가는 '에피네프린'이라는 성분이 심장 박동이나 혈압을 약간 올릴 수 있어요. 그래서 심장질환이 있으신 분들께는 저희가 이 성분이 들어간 마취제를 아주 조심해서, 꼭 필요한 만큼만 사용하려고 노력해요. 주사할 때도 약이 혈관으로 직접 들어가지 않도록 정말 세심하게 주의해서 놓아드린답니다.

요약 SUMMARY

항혈소판제(예: 아스피린, 클로피도그렐 등)

- **일반 원칙**: 대부분의 치과치료 시 **복용을 중단하지 않고 진행**합니다.
- **출혈 관리**: 출혈 경향이 약간 증가할 수 있으나, 통상적인 국소적 지혈 방법으로 관리가 가능합니다.

항응고제(예: 와파린(쿠마딘) 등)

- **사전 검사**: 침습적 시술(발치, 수술 등) 전 **반드시 INR 수치를 확인**해야 합니다.
- **치료 기준**: 일반적으로 **INR ≤ 3.5** 범위 내에서 치료를 고려하나, 시술의 종류와 환자 상태에 따라 기준이 달라질 수 있습니다.
- **의료진 협의**: INR 수치가 높거나 출혈 위험이 큰 시술 시, **반드시 내과의사**(주치의)**와 상의**하여 약물 조절 여부 및 방법을 결정해야 합니다.

국소 마취제(혈관수축제 함유 시)

- **에피네프린 함유 마취제**
  - **사용 원칙**: 심혈관계 영향(심박수, 혈압 상승) 가능성을 고려하여 **최소 유효량을 신중하게 사용**합니다.
  - **주사 술식**: 혈관 내 직접 주입(IV, Intravascular Injection)**을 피하도록** 각별히 주의합니다.

⑥ 관상동맥 질환 환자의 관리와 구강 관리 시 주의사항

─────── 심장 건강을 위해서는 평소에 입안을 깨끗하게 관리하시는 것이 생각보다 정말 중요해요. 입안에 세균이 너무 많으면 아주 드물지만 그 세균이 혈관을 타고 심장까지 가서 염증(이걸 '감염성 심내막염'이라고 해요)을 일으킬 수도 있거든요. 그래서 매일 꼼꼼하게 양치질하시고 치간칫솔 같은 것도 잘 사용해 주시는 게 좋답니다.

그리고 치과치료를 받으실 때는 긴장하거나 스트레스를 받지 않고 최대한 마음을 편안하게 가지시는 게 꼭 필요해요. 너무 긴장하시면 심장에 부담이 갈 수 있으니까요. 저희도 치료 중에 혹시라도 가슴이 갑자기 아프거나 하는 응급상황이 생길까 봐 항상 대비하고 있어요. 응급 약(니트로글리세린 같은 것)이 있으니 너무 걱정하지 않으셔도 괜찮아요.

무엇보다 가장 중요한 것은 환자분께서 본인의 건강 상태, 특히 심장 관련해서 어떤 점이 있으신지 저희에게 미리 자세히 알려주시는 거예요. 그리고 정기적으로 주치의 선생님(내과) 진료를 보시면서 심장 건강 상태를 꾸준히 확인하시는 것도 꼭 추천해 드리고 싶어요. 저희는 항상 환자분의 안전을 최우선으로 생각하고 있으니, 불안하거나 궁금한 점이 있으시면 언제든 편하게 말씀해 주세요.

요약 SUMMUARY

구강 위생 관리

- **중요성**: 구강 내 감염이 드물게 감염성 심내막염으로 이어질 수 있으므로, 감염 위험을 낮추기 위해 **철저한 구강 위생 관리**가 필수적입니다.
- **실천**: 꼼꼼한 칫솔질, 치간칫솔 등 보조 기구 사용을 생활화합니다.

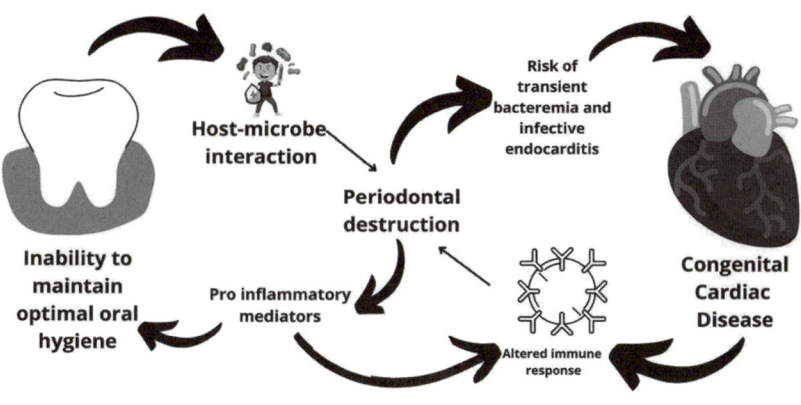

스트레스 관리

- 치과치료 전후 및 치료 중 환자의 **스트레스를 최소화**하는 것이 필수적입니다(심장 부담 감소).

응급상황 대비

- **준비**: 치과치료 중 흉통 등 심혈관 관련 응급상황 발생 가능성에 대비하여, **응급 처치 약물**(예: 니트로글리세린)을 항상 준비해야 합니다.

환자 및 의료진 협조

- **환자**
    - 본인의 정확한 건강 상태 및 관련 병력을 의료진에게 **반드시 알려야** 합니다.
    - **정기적인 내과 진료**를 통해 심혈관 상태를 지속적으로 점검받는 것이 권장됩니다.
- **의료진**: 환자 안전을 최우선으로 고려하고, 열린 소통을 통해 환자의 불안감을 해소하도록 노력합니다.

심내막염

1
심내막염의
정의 및 진단 기준

────── 혹시 '심내막염'이라는 병에 대해 들어보셨을까요? 이건 우리 심장 안쪽을 둘러싸고 있는 막이나, 피가 거꾸로 흐르지 않게 문 역할을 하는 심장 판막에 세균이나 바이러스, 곰팡이 같은 것들이 달라붙어서 염증을 일으키는 병을 말해요.

이 병은 아무에게나 잘 생기는 것은 아니고요, 특히 원래 심장에 어떤 질환이 있거나 예전에 심장 관련 병을 앓으셨던 분들에게 생길 위험이 더 높다고 알려져 있어요. 예를 들면, 심장 판막에 문제가 있거나 인공 판막으로 바꾸는 수술을 받으신 적이 있는 분, 또 예전에 세균 때문에 심내막염을 한번 앓으셨던 분들은 다시 재발할 가능성이 있어서 더 조심해야 한답니다.

태어날 때부터 심장에 문제가 있었던 분들도 주의가 필요한데요, 특히 몸이 파랗게 변하는 '청색증'이 있었는데 아직 완전히 교정되지 않앉거나, 심장 안의 벽에 구멍이 있는 '심실중격 결손' 또는 혈관(동맥관)이 제대로 닫히지 않은 '동맥관 개존증' 같은 선천적인 심장질환이 있으신 경우에도 심내막염 위험이 높아요. 그래서 이런 분들은 치과치료 전에 미리 예방 조치가 필요할 수도 있고요.

그 외에도 류마티스 열 때문에 심장에 문제가 생긴 '류마티스성 심장질환'이 있거나, 심장 판막 중 하나인 승모판이 제대로 닫히지 않는 '승모판 탈출증'이 있으신 분들도 조금 더 위험할 수 있다고 해요.

그래서 혹시라도 제가 말씀드린 이런 심장 관련 병력이 있으시다면, 치과치료를 받으시기 전에 저희에게 꼭 미리 알려주시는 것이 환자분의 안전을 위해 정말 중요해요. 그래야 저희도 필요한 준비를 철저히 하고 가장 안전한 방법으로 치료해 드릴 수 있거든요. 부담 갖지 마시고 편하게 말씀해 주세요

요약 SUMMUARY

정의

- 심장 내막 또는 심장 판막에 발생하는 감염성 염증(원인균: 세균, 바이러스, 곰팡이 등).

발생 고위험군

- 심장 판막 질환 보유자.
- 류마티스성 심장질환 병력.
- 인공 심장 판막 치환술 병력.
- 승모판 탈출증 판막 역류나 판막 비후가 동반된 경우.
- 과거 감염성(세균성) 심내막염 병력.
- 특정 선천성 심장질환 보유자, 특히 완전히 교정되지 않은 청색증형 선천성 심질환, 인공 물질을 사용하여 교정했으나 시술 후 6개월 이내인 경우, 또는 교정 후에도 잔존 결함이 있는 경우 등.

2

심내막염 환자의
임상증상

———— 심내막염은 심장 안쪽에 염증이 생기는 병이라고 말씀드렸죠? 이 병은 심장이 제대로 일하는 데 직접적인 영향을 줄 수 있기 때문에, 치과치료를 받으시기 전에도 혹시 관련 증상이 있으신지 저희가 꼭 확인해야 해요.

몸에 특별한 이유 없이 열이 나거나 오슬오슬 춥고, 평소와 다르게 너무 심하게 피곤하다고 느끼시는 경우가 흔한 증상이에요. 또 관절이나 근육이 쑤시고 아프거나, 밥맛이 없고 살이 빠지는 증상이 나타날 수도 있고요.

만약 병이 더 진행되면 심장 기능 자체가 약해져서 조금만 움직여도 숨이 차거나 다리가 붓는 등 심부전과 비슷한 증상이 생길 수도 있답니다.

심내막염은 초기에 빨리 발견해서 치료하지 않으면 심각한 합병증으로 이어질 수 있는 무서운 병이에요. 그래서 혹시라도 방금 말씀드린 것과 비슷한 증상이 느껴지신다면, '별일 아니겠지' 하고 절대 그냥 넘기지 마시고 꼭 의사 선생님께 진료를 받아보셔야 해요. 저희 치과에서도 환자분의 몸 상태를 잘 확인한 후에 가장 안전하게 치료 계획을 세워드릴 테니, 걱정되는 점이 있으시면 언제든 편하게 말씀해 주세요.

요약 SUMMUARY

전신 증상

- 발열.
- 오한.
- 설명되지 않는 심한 피로감.
- 근육통 및 관절통.
- 식욕 부진.
- 체중 감소.

심장 관련 증상(심부전 유사 증상 가능)

- 호흡곤란.
- 하지 부종.
- 새로운 또는 악화되는 심잡음.

중요성

- 증상이 비특이적일 수 있으나, 조기 진단 및 항생제 치료 등이 매우 중요함
  (치료 지연 시 심각한 합병증 및 사망 위험).
- 치과치료 전 관련 증상 유무 확인 필요.

3

심내막염 환자의
치과치료 시 고려 사항

───── 심내막염을 앓으셨거나 심내막염에 걸릴 위험이 다른 분들보다 높으신 경우에는 치과치료를 받으실 때 특별히 더 조심해야 할 점들이 있어요. 치과치료 중에는 입안에 있는 세균이 아주 잠깐이지만 핏속으로 들어갈 수 있는데, 이게 심장으로 흘러들어 가면 드물지만 심장에 염증(심내막염)을 일으킬 수 있거든요.

 그래서 이런 위험을 미리 막기 위해, 특히 이를 뽑거나 스케일링처럼 피가 날 가능성이 있는 치료를 받기 전에는 반드시 예방적으로 항생제를 미리 드시는 것이 아주 중요해요. 이건 미국 심장협회 같은 권위 있는 기관에서도 권장하는 방법이랍니다.

 혹시라도 치료 중에 예상치 못하게 피가 많이 났다면, 피가 난 지 2시간 안에 빨리 항생제를 드시면 어느 정도 예방 효과를 기대할 수 있지만, 4시간 이상 너무 오래 지나면 효과가 떨어질 수 있으니 타이밍도 중요해요.

 치료 전에는 환자분께서 어떤 심장 문제가 있으셨는지, 또 어떤 약을 드시고 계시는지 저희가 정확히 아는 것이 필수적이에요. 특히 심장에 인공 판막을 가지고 계시거나 특정 선천성 심장질환이 있으신 분들은 예방적 항생제 복용이 꼭 필요하답니다.

 그리고 혹시 피를 묽게 하는 약(항응고제)을 드시고 계시다면, 항생제를 엉덩이나 팔 같은 근육에 맞는 주사보다는 먹는 알약이나 혈관 주사로 맞는 것이 더 안전하다는 점도 기억해 주시면 좋아요.

 무엇보다 가장 중요한 것은 환자분께서 본인의 건강 상태에 대해 저희에게 솔직하고 정확하게 말씀해 주시는 거예요. 그래야 저희도 필요한 준비를 철저히 해서 가장 안전하게 치료를 진행할 수 있답니다. 부담 갖지 마시고 편하게 이야기해 주세요.

요약 SUMMUARY

핵심 원칙
- 치과 시술 중 발생 가능한 균혈증으로 인한 감염성 심내막염 발병 예방.

예방적 항생제 투여
- **필요 시점**: 발치, 스케일링, 치주 수술 등 균혈증 유발 가능성이 높은 치과 시술 **전**에 예방적 항생제 복용이 필수적임(AHA 가이드라인 등 참조).
- **시술 중 출혈 시**: 출혈 발생 후 **2시간 이내** 항생제 복용 시 예방 효과 가능성 있음(4시간 이상 경과 시 효과 감소).

사전 평가 및 확인
- 환자의 정확한 병력(심장질환 종류, 심내막염 과거력 등) 및 현재 복용 약물 확인 필수.

예방적 항생제 필수 대상(예시)

- 인공 심장 판막 보유자.
- 특정 선천성 심장질환 보유자.
- 이 외에도 심내막염 과거력 보유자, 특정 심장 이식 환자 등 포함될 수 있음(상세 기준은 가이드라인 확인).

항응고제 복용 환자의 항생제 투여 경로

- 근육 주사(IM)는 혈종 위험으로 **회피 권장**.
- 경구(PO, 알약) 또는 정맥 주사(IV) 방식 선호.

가장 중요한 점

- 치료 전 환자의 정확한 병력 및 상태에 대한 **정보 공유 및 확인**이 필수적.

4

심내막염 환자의
치과치료 계획의 변경

────── 혹시 심장 수술을 앞두고 계시다면, 수술 전에 꼭 치과에 들러서 입안 상태를 점검받으시는 것이 정말 중요해요. 왜냐하면 입안에 충치나 잇몸병 같은 문제가 남아 있는 채로 심장 수술을 받으시면, 수술 후에 혹시라도 심장에 염증(심내막염)이 생길 위험이 더 커질 수 있거든요. 그래서 가능하면 미리 필요한 치과치료를 다 마치고 깨끗한 상태에서 수술을 받으시는 것이 훨씬 안전하답니다.

그리고 저희 치과에 처음 오셨을 때는, 환자분의 현재 건강 상태, 특히 심장 관련해서 어떤 점들이 있으신지 솔직하고 자세하게 말씀해 주시는 것이 저희가 치료 계획을 세우는 데 아주 큰 도움이 돼요. 그래야 저희가 환자분께 예방적으로 항생제가 필요한지, 어떤 치료를 어떻게 진행하는 것이 가장 좋을지 등을 정확하게 판단할 수 있거든요.

심장 수술을 받으신 후 시간이 좀 지나서, 예를 들어 6개월 이상 지났고 수술했던 문제나 다른 심장 문제가 완전히 다 해결되었다면, 그 이후에는 치과치료 전에 예방적 항생제를 꼭 드시지 않아도 괜찮을 수 있어요. 하지만 만약 수술 후에도 아직 교정되지 않은 문제가 남아 있다면, 감염 예방을 위해서 항생제를 계속 드셔야 할 수도 있답니다.

이렇게 환자분의 상태에 따라서 치료나 예방 계획이 달라질 수 있으니, 조금이라도 궁금하거나 걱정되는 부분이 있다면 언제든지 편하게 말씀해 주세요. 환자분의 안전을 가장 먼저 생각하며 저희가 가장 좋은 방법을 함께 찾아드릴게요.

요약 SUMMUARY

심장 수술 전 치과 관리
- **필수**: 심장 수술 예정 환자는 수술 전 반드시 치과 검진을 받아야 합니다.
- **권장**: 구강 내 감염원(우식, 치주 질환 등)을 미리 치료하여, 심장 수술 후 발생 가능한 감염성 심내막염 위험을 줄이는 것이 안전합니다.

초진 시 환자 정보 공유
- 환자는 치과 첫 방문 시 자신의 정확한 전신 건강 상태 및 심장 관련 병력을 의료진에게 **상세히 알려야 합니다.**
- 이를 통해 의료진은 예방적 항생제 필요 여부 판단 및 안전한 치료 계획을 수립할 수 있습니다.

심장 수술 후 예방적 항생제 필요성 판단
- **수술 후 6개월 경과 + 잔존 병변 없음**: 일반적으로 예방적 항생제가 더 이상 필요하지 않을 수 있습니다.
- **수술 후에도 교정되지 않은 병변 잔존 시**: 감염 예방을 위해 **지속적인 예방적 항생제 투여**가 필요할 수 있습니다.

개별화된 접근

- 환자의 개별적인 상태(수술 종류, 잔존 병변 유무, 전신 상태 등)에 따라 치료 및 예방 계획이 달라지므로, **의료진과의 열린 소통 및 상담**이 매우 중요합니다.

5
심내막염 환자의 치과치료 시 약물 사용의 주의사항

─────── 심내막염 예방을 위해 치과치료 전에 항생제를 드셔야 하는 경우가 있다고 말씀드렸잖아요? 그런데 이 항생제를 드시기 전에는 혹시라도 약에 대한 알레르기가 있지는 않으신지 꼭 확인하는 것이 아주 아주 중요해요.

특히 많은 분들이 알고 계시는 '페니실린'이라는 항생제에 알레르기가 있으신 경우가 종종 있거든요. 예전에 어떤 약이든 상관없이, 약을 드시고 나서 피부에 뭐가 나거나(발진), 얼굴이나 몸이 붓거나, 숨쉬기 힘든 적이 혹시 있으셨다면 저희에게 꼭 미리 말씀해 주셔야 해요.

만약 페니실린에 알레르기가 있으시다면, 당연히 걱정하실 필요 없어요. 환자분께 안전한 다른 종류의 항생제를 저희가 신중하게 골라서 처방해 드릴 거니까요. 그리고 만약 예전에 페니실린 때문에 아주 심하게 알레르기 반응(아나필락시스 같은)을 겪으신 적이 있다면, 페니실린과 좀 비슷한 '세팔로스포린' 계열 항생제도 혹시 모르니 피하는 것이 더 안전할 수 있답니다.

사람마다 약에 대한 반응은 다를 수 있기 때문에, 혹시 예전에 드시고 나서 불편했거나 좀 이상하다 싶었던 약이 있다면 종류에 상관없이 꼭 저희에게 미리 알려주세요. 그래야 저희가 가장 안전한 방법으로 치료를 도와드릴 수 있으니까요.

요약 SUMMARY

과거 약물 부작용 고지 의무

- 과거 약물 복용 후 **발진, 부종(붓기), 호흡곤란 등** 알레르기 의심 반응을 경험한 경우, 반드시 사전에 의료진에게 알려야 합니다.

페니실린 알레르기 중점 확인

- 특히 **페니실린(Penicillin) 계열 항생제**에 대한 알레르기 유무는 필수적으로 확인해야 합니다. 페니실린 사용이 불가능한 환자의 경우, 환자에게 적합한 **대체 항생제**(예: 클린다마이신, 아지스로마이신 등)를 선택해야 합니다.

중증 알레르기 병력 시

- 과거 페니실린에 대한 아나필락시스 등 심각한 알레르기 반응 병력이 있는 경우, 교차 반응 가능성을 고려하여 **세팔로스포린(Cephalosporin) 계열 항생제 사용도 회피**하는 것이 안전할 수 있습니다.

개인별 약물 반응 고려

- 약물에 대한 이상 반응은 개인차가 크므로, 과거에 불편감이나 이상 반응을 경험했던 약물 정보는 **모두 의료진에게 미리 알리는 것**이 안전한 약물 선택에 중요합니다.

6

심내막염 환자의 관리와 구강 관리 시 주의사항

───── 심내막염을 앓으셨거나 심장 수술 같은 중요한 치료를 앞두고 계신 분들은 치과치료와 평소 입안 관리에 조금 더 신경 써주시는 것이 좋아요.

특히 심장 수술을 받기 전에는 반드시 치과에 먼저 들러서 검진을 받으시고, 혹시 충치나 잇몸병 같은 문제가 있다면 수술 전에 미리 다 치료를 끝내시는 것이 정말 중요해요. 왜냐하면 입안에 염증이 남아있는 상태로 큰 수술을 받으시면, 수술 후에 몸이 약해진 틈을 타 심장 같은 곳에 감염이 생길 위험이 더 높아질 수 있거든요. 수술 후에 치과치료를 하려면 더 강한 항생제가 필요하거나 치료를 미뤄야 하는 등 더 복잡해질 수도 있고요.

평소에도 잇몸병이나 충치처럼 입안에 염증을 일으킬 수 있는 문제들은 꾸준히 잘 관리해 주시는 것이 중요해요. 매일 꼼꼼하게 양치질하시고 치간칫솔 같은 것도 잘 사용해서 입안을 깨끗하게 유지하는 것만으로도, 입속 세균들이 핏속으로 들어갈 위험(균혈증이라고 해요)을 크게 줄일 수 있답니다. 그리고 아프지 않으시더라도 정기적으로 치과에 오셔서 검진받고 스케일링 같은 예방 관리를 받으시는 것이 아주 중요하고요.

이렇게 필요할 때 예방적으로 항생제를 잘 챙겨 드시고, 평소 구강 관리를 꼼꼼하게 해주시면 심내막염 위험이 있으신 분들도 대부분 안전하게 치과치료를 받으실 수 있어요. 무엇보다 중요한 것은 환자분 스스로 본인의 입안 건강에 관심을 가지고 적극적으로 관리하고 치료에 참여해주시는 마음이에요. 저희도 항상 옆에서 최선을 다해 도와드릴 테니, 궁금하거나 걱정되는 점이 있으면 언제든지 편하게 말씀해 주세요

요약 SUMMUARY

심장 수술 전 치과 관리
- **필수**: 심장 수술 전 반드시 치과 검진 시행.
- **권장**: 구강 내 감염원(우식, 치주 질환 등)이 있다면 심장 수술 전에 미리 치료 완료(수술 후 감염 위험 감소).

철저한 개인 구강 위생
- 올바른 칫솔질, 치간칫솔/치실 사용 등을 통한 **구강 위생 관리 생활화**(균혈증 위험 감소).

정기적인 치과 검진 및 예방 관리
- 정기적인 치과 방문(예: 3~6개월)을 통한 구강 상태 점검 및 전문가 관리(스케일링 등)는 균혈증 위험을 줄이는 데 중요함.

- 감염의 잠재적 원인이 될 수 있는 치주 질환, 우식 등을 평소 **철저히 예방하고 관리**해야 함.

안전한 치과치료

- 예방적 항생제 복용(필요시)과 철저한 구강 관리를 병행하면 심내막염 위험 환자도 **안전하게 치과치료 가능**.

환자의 역할

- 환자 **스스로 구강 건강에 대한 관심을 갖고 적극적으로 관리 및 치료에 참여**하는 것이 가장 중요함.

울혈성 심부전

1
울혈성 심부전의 정의 및 진단 기준

'울혈성 심부전'이라는 말을 들어보셨을까요? 이건 우리 몸의 엔진과 같은 심장이 힘이 좀 약해져서, 우리 몸 곳곳에 필요한 만큼의 피를 충분히 뿜어내지 못하는 상태를 말해요. 펌프질이 약해지니까 피가 제대로 돌지 못하고 폐나 다리 같은 곳에 물이나 피가 고이게 되는 거죠. 그래서 여러 가지 불편한 증상들이 나타나게 되는 거랍니다.

이 심부전이 얼마나 심한지는 보통 환자분이 평소 활동할 때 얼마나 숨이 차거나 피곤함을 느끼시는지에 따라 '뉴욕심장협회(NYHA)'라는 곳에서 만든 기준으로 1단계부터 4단계까지 나누어서 평가해요.

- **1단계**는 가장 좋은 상태로, 평소처럼 활동해도 거의 불편함을 못 느끼시는 경우예요.
- **2단계**는 계단을 오르거나 좀 빨리 걷는 등 일상적인 활동을 할 때

약간 숨이 차거나 피곤하지만, 쉬면 금방 괜찮아지는 정도고요.
- **3단계**는 설거지나 집 안 청소 같은 가벼운 활동만 해도 금방 숨이 차고 피곤해지는 상태예요.
- **4단계**는 가장 심한 단계로, 가만히 앉아 있거나 누워 있을 때도 숨쉬기가 힘들거나 피곤함 같은 증상이 계속 나타나는 경우를 말해요.

저희가 치과치료를 시작하기 전에 환자분께 몇 단계에 해당되시는지 여쭤보는 이유는, 환자분의 현재 심장 상태를 잘 알아야 그에 맞춰서 가장 안전하게 치료 계획을 세울 수 있기 때문이랍니다.

요약 SUMMUARY

정의
- 심장의 펌프 기능(수축 또는 이완 기능) 저하로 인해 신체 조직의 대사 요구량을 충족시킬 만큼 충분한 혈액을 박출하지 못하여, 폐 또는 전신 순환계에 혈액 및 체액이 비정상적으로 축적(울혈)되는 임상 증후군.

진단 기준(기능적 중증도 분류): 뉴욕심장협회(NYHA) 기능 분류
- **Class Ⅰ**: 신체 활동에 제한이 없음. 일상적인 신체 활동으로는 피로, 심계항진, 호흡곤란 등의 증상이 유발되지 않음.
- **Class Ⅱ**: 신체 활동에 경미한 제한이 있음. 안정 시에는 증상이 없으나, 일상적인 신체 활동 시 피로, 심계항진, 호흡곤란 등이 유발됨.
- **Class Ⅲ**: 신체 활동에 현저한 제한이 있음. 안정 시에는 증상이 없으나, 일상적인 활동보다 가벼운 신체 활동에도 상기 증상이 유발됨.
- **Class Ⅳ**: 어떠한 신체 활동도 불편감 없이 수행할 수 없음. 안정 시에도 심부전 증상(호흡곤란, 피로 등)이 나타남.

치과 진료 시 중요성
- 치료 전 환자의 NYHA 등급 확인을 통해 심부전의 중증도 및 환자의 기능적 상태를 파악하는 것이 안전한 치과치료 계획 수립에 필수적임.

2

울혈성 심부전 환자의 임상증상

━━━━ 심부전이 있으시면 몸이 예전과는 좀 다르다고 느끼실 수 있어요. 예를 들어, 예전에는 거뜬했던 계단 오르기나 걷기 같은 활동에도 쉽게 숨이 차거나, 가벼운 일만 해도 금방 피곤하고 기운이 없다고 느끼실 수 있죠.

또 심장이 힘차게 피를 보내주지 못하다 보니 몸 안에 물(체액)이 고여서, 발목이나 다리가 붓고 무겁게 느껴지거나 심하면 배나 폐까지 답답한 느낌이 들 수도 있어요.

특히 밤에 주무시려고 누우면 숨쉬기가 더 힘들어서, 베개를 여러 개 높이 베거나 아예 상체를 세우고 앉아 있어야 숨쉬기가 편하다고 느끼시는 경우도 있는데요(이걸 '기좌호흡'이라고 해요). 이것도 심장 기능이 약해졌다는 신호일 수 있으니 꼭 기억해 주시면 좋겠어요. 그 외에도 밤에 기침이 더 심해지거나, 가슴이 답답하고 심장이 빨리 뛰는듯한 느낌이 드는 경우도 있을 수 있답니다.

이런 증상들은 모두 환자분의 현재 심장 상태를 알려주는 중요한 신호들이에요. 그래서 혹시 이런 불편함들을 느끼고 계시다면, 치과치료를 받으시기 전에 저희 의료진에게 꼭 미리 말씀해 주시는 것이 환자분의 안전을 위해 아주 중요해요.

요약 SUMMUARY

호흡 관련 증상
- **호흡곤란**: 특히 신체 활동 시(운동 시) 더 심해짐.
- **기좌호흡**: 누운 자세에서 호흡곤란이 심해져 앉거나 베개를 높여야 편해짐.
- **야간 기침**: 주로 밤에 기침이 심해짐.

전신 증상
- **피로감 및 쇠약감**: 특히 경미한 신체 활동 후에도 쉽게 느낌.

체액 저류 관련 증상
- **부종**: 발목, 다리, 복부(복수) 등 신체 부위에 체액이 축적되어 부어오름.
- **몸이 무겁게 느껴짐**.

기타 심장 관련 증상
- **가슴 답답함.**
- **심계항진**: 심장이 빠르게 뛰는 느낌.

중요 참고사항
- 상기 증상은 심부전의 중증도 및 개인에 따라 다양하게 나타날 수 있으며, 치과치료 전 의료진에게 관련 증상 유무를 알리는 것이 필수적입니다.

3
울혈성 심부전 환자의 치과치료 시 고려 사항

———— 심부전이 있으신데 아직 치료를 시작하지 않으셨거나 약을 드셔도 잘 조절이 안 되는 상태시라면, 치과치료를 받으실 때 저희가 더 많이 조심해야 해요. 왜냐하면 치료 중에 몸에 부담이 가면서 갑자기 심장마비나 뇌졸중 같은 아주 위험한 응급상황이 생길 수도 있거든요.

그래서 저희 치과에서는 환자분의 현재 심부전 상태가 어느 정도인지, 그리고 어떤 약들을 드시고 계신지를 정확하게 파악하는 것을 무엇보다 중요하게 생각하고 있어요. 만약 상태가 불안정하다고 판단되면, 바로 치료를 시작하기보다는 먼저 환자분의 주치의 선생님(내과의사)과 저희가 상의해서 심장 상태가 좀 더 안정된 후에 안전하게 치료를 진행하는 것이 좋습니다.

그리고 치료받으시는 동안에는 긴장하거나 스트레스를 받으시면 심장에 무리가 갈 수 있으니, 저희가 환자분께서 최대한 편안함을 느끼실 수 있도록 환경을 만들고 세심하게 배려해 드리는 것도 아주 중요하게 생각하고 있답니다. 그러니 너무 걱정하지 마시고, 현재 상태나 불편한 점이 있다면 언제든 저희에게 편하게 말씀해 주세요.

요약 SUMMUARY

고위험 상황 인지
- 치료되지 않았거나 조절되지 않는 심부전 환자는 치과치료 중 심장마비, 뇌졸중 등 심각한 응급상황 발생 위험이 높으므로 각별한 주의가 필요합니다.

필수 사전 평가
- 치과의사는 환자의 정확한 심부전 상태(NYHA 등급 등) 및 현재 복용 중인 약물을 **반드시 파악**해야 합니다.

의료진 협진
- 필요한 경우, 환자의 내과 주치의와 **반드시 협력**해야 합니다.
- 환자의 심장 상태가 **안정된 후**에 치과치료를 진행하는 것이 안전합니다.

스트레스 및 불안 관리
- 치료 중 환자의 스트레스와 불안을 **최소화**하는 것이 중요합니다.
- 이를 위해 최대한 **편안한 진료 환경**을 조성해야 합니다.

4

울혈성 심부전 환자의 치과치료 계획의 변경

───── 심부전이 있으신 환자분들을 치료할 때는 저희가 몇 가지 점들을 더 세심하게 신경 써서 진행해요. 우선, 한 번에 너무 오래 치료하기보다는 치료 시간을 가능한 한 짧게 짧게 나누어서 진행하려고 하고요. 또, 완전히 뒤로 눕는 자세보다는 약간 상체를 세운, 편안하게 기대실 수 있는 자세(반쯤 누운 자세라고 해요)로 치료를 도와드릴 거예요. 이 자세가 심장에 부담을 덜 주거든요.

치료를 시작하기 전과 끝난 후에는 혈압이나 맥박, 그리고 몸에 산소가 충분히 공급되고 있는지(산소포화도라고 해요) 같은 기본적인 몸 상태를 꼼꼼하게 확인할 거예요.

이렇게 저희가 환자분의 상태를 세심하게 살피면서 안전하게 치료를 도와드릴 테니, 혹시 치료 중에 조금이라도 불편한 점이 느껴지시면 언제든지 바로 말씀해 주세요.

요약 SUMMUARY

- **치료 시간**: 가능한 **짧게** 제한하여 계획합니다.
- **환자 자세**: 완전히 눕는 자세(Supine)보다는 **반좌위**(Semi-Supine) 또는 환자가 가장 편안함을 느끼는 자세를 유지하여 심장 부담을 줄입니다.
- **활력 징후**(Vital Signs) **모니터링**
  - 치료 전후 **혈압, 맥박, 산소포화도**를 반드시 측정하고 기록합니다.
  - 치료 중에도 상태 변화를 주의 깊게 관찰합니다.
- **산소 관리**: 치료 중 **산소포화도를 90% 이상으로 유지**하는 것을 목표로 합니다.

5

울혈성 심부전 환자의 치과치료 시 약물 사용의 주의사항

─────── 심부전 때문에 평소에 드시는 약들이 있으시죠? 이런 약들을 꾸준히 드시고 계시기 때문에, 저희가 치과치료를 하면서 혹시 다른 약을 추가로 써야 할 때는 좀 더 조심하고 신중해야 해요.

특히 치료할 때 아프지 않게 해드리는 국소 마취 주사에 대해 신경 써야 하는데요. 마취 효과를 높이기 위해 보통 '에피네프린' 같은 혈관을 수축시키는 성분이 조금 들어가 있어요. 그런데 이 성분을 너무 많이 사용하게 되면 심장에 부담을 줄 수 있어서 위험할 수 있거든요.

그래서 저희는 가능하면 아주 적은 양만 사용하거나, 아예 이런 성분이 들어있지 않은 다른 종류의 마취제를 사용하는 것을 먼저 생각해요. 아니면 에피네프린 함량이 아주 낮은 마취제를 고르기도 하고요. 특히 심부전 증상이 좀 심하신 편(의사 선생님들은 NYHA 3급 또는 4급이라고 불러요)이시라면, 이런 혈관 수축제가 들어간 마취제를 사용하기 전에는 반드시 환자분의 심장 상태를 잘 아시는 주치의 선생님과 저희가 먼저 상의하고 나서 안전하게 사용한답니다. 이렇게 환자분의 상태에 맞춰 조심해서 약을 사용하니 너무 걱정하지 않으셔도 괜찮아요.

요약 SUMMARY

국소 마취제 내 혈관수축제(예: 에피네프린) 사용 시

- **위험성**: 과량 사용 시 심박수/혈압 상승 등으로 심장에 부담을 주어 위험을 초래할 수 있음.
- **사용 원칙/고려 사항**
  - **최소 유효량 사용**: 가능한 가장 적은 양을 사용함.
  - **대체제 고려**: 가능하면 혈관 수축제 사용을 피하고 다른 대체 마취제를 고려함.
  - **저함량 제제 고려**: 에피네프린 함량이 낮은(예: 1:200,000) 국소 마취제 사용을 고려함.

중증 심부전 환자(NYHA Class Ⅲ 또는 Ⅳ)

- 혈관 수축제가 포함된 국소 마취제 사용 전에는 **반드시 내과의사(주치의)와 상의**해야 함.

일반 원칙

- 치과치료 시 약물 사용과 관련하여 의문점이 있거나 환자 상태에 따른 조절이 필요하다고 판단될 경우, **항상 내과의사(주치의)와 상의** 후 치료를 진행하는 것이 안전함.

6

울혈성 심부전 환자의
구강 관리 시 주의사항

―――― 심부전이 있으시면 몸이 쉽게 피곤하고 면역력도 약해져 있을 수 있어서, 입안에 염증이나 감염이 생기지 않도록 다른 분들보다 더 세심하게 관리해 주시는 것이 중요해요. 왜냐하면 입안의 염증, 특히 잇몸병(치주염)이 심해지면 심장 건강에도 안 좋은 영향을 줄 수 있거든요. 그래서 충치 관리도 물론 중요하지만, 잇몸 건강을 잘 챙기시는 것이 어쩌면 더 중요하다고 할 수 있어요.

매일 꼼꼼하게 양치질하시는 것은 기본이고, 치간칫솔이나 치실을 사용해서 치아 사이사이까지 깨끗하게 관리해 주시는 것이 정말 중요하답니다. 올바른 양치 방법을 배우고 꾸준히 실천하시면 잇몸병 예방에 큰 도움이 될 거예요. 그리고 정기적으로 치과에 오셔서 입안 상태를 점검받고 스케일링 같은 전문적인 관리를 받으시는 것만으로도 입속 세균이 몸 전체로 퍼져나갈 위험을 크게 줄일 수 있어요.

저희가 치과치료를 해드릴 때는 매번 치료 전에 혹시 숨쉬기가 불편하시거나 다른 힘든 증상은 없으신지 꼭 여쭤볼 거고요, 치료 도중에라도 조금이라도 불편한 점이 느껴지시면 바로 치료를 멈추고 환자분의 상태를 먼저 살필 테니, 안심하고 편하게 말씀해 주세요.

요약 SUMMUARY

구강 관리의 중요성
- **이유**: 환자의 피로감 및 면역력 저하 가능성으로 구강 내 감염/염증 발생 위험 증가.
- **전신 영향**: 구강 내 감염, 특히 치주염(잇몸병)은 심부전을 악화시킬 수 있으므로 예방 및 관리가 매우 중요함.

필수 구강 관리 수칙
- **개인 위생**: 올바른 칫솔질, 치간칫솔/치실 사용 등 **철저한 구강 위생 관리** 필수.
- **치주 관리 강조**: 충치 관리와 더불어, **치주염 예방 및 관리에 특히 중점**을 두어야 함.
- **정기 검진**: 규칙적인 치과 방문(예: 3~6개월 간격)을 통한 구강 상태 점검 및 전문가 관리(스케일링 등) 필수(균혈증 위험 감소).

치과치료 시 환자 모니터링
- **치료 전 확인**: 매 방문 시 호흡곤란 등 환자의 현재 증상 유무 확인.
- **치료 중 이상 시**: 불편감이나 이상 증상 발생 시 **즉시 치료를 중단**하고 적절한 조치 시행.

| 4장 |

간질

DENTAL CLINIC

간질을 고려하지 않고 치과치료를 진행했을 때 발생한 문제 사례

사례 1
이 모 씨(**남성, 45세**)는 어릴 때부터 간질을 앓아왔으며, 현재 항경련제를 복용하며 잘 조절되고 있는 상태였습니다. 하지만 치과치료 중 긴장과 스트레스로 인해 갑자기 전신성 강직-간대성 발작(대발작)이 발생하여 의자에서 떨어질 뻔했습니다. 즉시 응급 처치로 발작은 멈췄지만, 치과치료 전 환자의 병력 및 최근 발작 빈도, 약물 조절 상태에 대한 충분한 상담과 대비가 필요했음을 보여줍니다.

사례 2
김 모 씨(**여성, 65세**)는 간질이 있었으나 치과 의료진에게 알리지 않고 치료를 받았습니다. 치료 도중 갑작스러운 발작으로 혀에 심각한 열상과 구순 열상이 발생하여 치료를 중단하고 응급 처치를 받았습니다. 이후 치과치료를 받을 때 간질의 병력과 약물 치료에 대해 사전에 철저히 알리고 대비해야 한다는 사실을 깨달았습니다

사례 3
이 모 씨(**여성, 38세**)는 간질을 진단받았으나 최근 발작이 없고 항경련제를 꾸준히 복용하여 상태가 잘 조절되는 상태였습니다. 하지만 치과치료 중 갑자기 빛과 소음으로 인해 발작이 촉발되어 혀를 깨물고 심한 출혈이 발생했습니다. 다행히 응급 처치를 통해 회복되었으나, 이후 치과치료 시 환경적 자극을 최소화하는 등 추가적인 예방 조치의 중요성을 느꼈습니다

1

간질의 정의 및 진단 기준

─────── 간질(뇌전증)이라는 병에 대해 들어보셨나요? 이건 우리 뇌 속에 있는 신경 세포들이 갑자기 약속이나 한 듯이 과도하게 흥분하면서 '발작' 증상이 반복적으로 나타나는 상태를 말해요. 발작이 일어나면 잠깐 동안 의식을 잃거나, 행동이 이상해지거나, 헛것이 보이거나 들리는 등 감각이 달라지거나, 몸이 내 마음대로 움직이지 않는 등 여러 가지 모습으로 나타날 수 있어요.

간질(뇌전증)은 워낙 원인도 다양하고 나타나는 모습도 달라서 하나의 병이라기보다는 여러 가지 증상들이 나타나는 현상으로 이해하시면 더 좋아요. 의사 선생님들은 보통 특별한 이유 없이 이런 발작이 하루(24시간) 이상 간격을 두고 두 번 이상 생겼을 때 간질(뇌전증)로 진단할 수 있다고 봐요. 더 정확한 진단을 위해서 뇌의 전기 신호를 보는 뇌파 검사를 하거나, MRI나 CT 같은 검사로 뇌 모양 자체에 이상은 없는지 살펴보기도 하고요.

  발작의 종류도 크게 두 가지로 나눌 수 있는데요. 뇌의 특정 한 부분에서만 시작하는 '국소 발작(또는 부분 발작)'이 있고, 뇌 전체에서 동시에 시작하는 '전신 발작'이 있어요. 국소 발작 중에는 의식이 또렷한 채로 잠깐 이상한 느낌만 드는 경우도 있고, 잠깐 멍해지면서 주변 상황을 인식 못 하는 경우도 있고요. 전신 발작은 우리가 흔히 생각하는 것처럼 온몸이 뻣뻣해지면서 떠는 발작(대발작)도 있고, 아주 잠깐 멍하니 의식을 잃는 발작(소발작)처럼 다양한 형태가 있답니다.

요약 SUMMUARY

정의
- 뇌신경 세포(뉴런)의 비정상적이고 과도한 동기화된 흥분(발작)이 반복적으로 발생하는 만성적인 뇌 질환.
- 발작은 일시적인 의식, 행동, 감각, 자율신경 기능 등의 변화를 초래함.
- 다양한 원인과 발작 형태를 가지는 증후군적 특성을 지님.

진단 기준
- **임상적 기준**: 일반적으로 24시간 이상의 간격을 두고 2회 이상의 비유발성 발작이 발생한 경우.
- **보조 검사**
    - **뇌파 검사**(EEG): 뇌전증파 확인에 도움.
    - **뇌 영상 검사**(MRI, CT 등): 발작의 원인이 될 수 있는 뇌의 구조적 이상 유무 확인.

2

간질 환자의
임상증상

———— 간질(뇌전증) 발작이라고 하면 가장 흔하게 떠올리시는 모습이 아마 온몸이 뻣뻣해지면서 팔다리를 막 떠는 모습일 거예요. 이걸 '전신성 강직-간대성 발작' 또는 '대발작'이라고 부르는데요. 어떤 분들은 이런 큰 발작이 시작되기 직전에 '어, 뭔가 좀 이상한데?' 하는 특별한 느낌을 받기도 하세요. 예를 들면 갑자기 이상한 냄새가 확 느껴진다거나, 눈앞이 번쩍거리거나, 기분이 갑자기 묘하게 변하는 것처럼요. 이런 걸 '전조 증상'이라고 해요.

대발작이 시작되면 처음에는 온몸 근육이 뻣뻣하게 굳으면서 숨을 잠깐 멈추는 것처럼 보일 수 있고요(이걸 '강직기'라고 해요), 그다음에는 팔다리가 규칙적으로 덜덜 떨리는 단계(이걸 '간대기'라고 해요)가 와요. 발작이 끝나고 나면 바로 정신이 맑게 돌아오지 않고 한동안 멍하거나, 아주 심하게 피곤하거나, 혼란스러워할 수 있답니다.

하지만 발작의 모습은 이것 말고도 정말 다양해요. 어떤 경우에는 몇 초 동안만 잠깐 멍하니 한곳을 바라보면서 주변 상황을 전혀 인식하지 못하는 '소발작' 형태도 있고요. 또 어떤 때는 팔이나 다리가 본인 의지와 상관없이 갑자기 '움찔' 하고 짧게 튀는 듯이 움직이는 '근간대성 발작'도 있어요. 뇌의 특정 한 부분에서만 시작하는 '부분 발작'도 있는데, 이럴 때는 몸의 일부만 떨리거나 이상한 감각을 느끼기도 해요. 이때 의식이 또렷할 수도 있고, 잠깐 흐릿해질 수도 있답니다.

이렇게 발작 종류가 다양하니까요, 이 내용을 막 외우려고 하실 필요는 전혀 없어요. 혹시 '어? 나도 이런 비슷한 경험이 있는데?' 하고 생각나는 부분이 있는지 편하게 한번 살펴보시는 정도로 생각하시면 좋겠습니다.

요약 SUMMUARY

발작 전조 증상
- 일부 환자에서 발작 직전에 경험하는 주관적인 느낌 또는 감각 변화(예: 특정 냄새, 시각적 환각, 기시감, 복부 불편감, 감정 변화 등).

주요 발작 형태
- **전신성 강직-간대성 발작**
- **– 강직기**: 전신 근육의 갑작스러운 강직, 의식 소실, 호흡 정지(청색증 동반 가능).
  - **– 간대기**: 전신 근육의 율동적인 수축과 이완 반복(경련).
  - **– 발작 후 상태**: 발작 후 의식 혼미, 졸음, 피로감, 혼란, 두통 등.
- **소발작**: 수 초간 지속되는 갑작스러운 의식 소실(멍한 응시, 하던 행동 중단). 발작 후 즉시 의식 회복.
- **근간대성 발작**: 갑작스럽고 짧으며, 불규칙적인 근육 수축(순간적인 움찔거림). 주로 상지에 발생. 보통 의식은 유지됨.

- **국소**⁽부분⁾ **발작**: 대뇌 피질의 특정 부위에서 시작.
  - **단순 부분 발작**: 의식이 유지된 상태에서 운동, 감각, 자율신경, 또는 정신 증상 발현.
  - **복합 부분 발작**: 의식 저하 또는 의식 변화를 동반하며, 흔히 자동증⁽입맛 다시기, 옷 만지작거리기 등⁾ 동반.

* **참고**: 상기 내용은 대표적인 발작 양상이며, 환자별로 매우 다양하게 나타날 수 있습니다.

3
간질 환자의 치과치료 시 고려 사항

———— 간질(뇌전증)이 있으신 분들은 치과치료를 받으시기 전에 저희에게 몇 가지 중요한 정보를 미리 알려주시면 정말 큰 도움이 돼요. 예를 들어, 최근에 발작이 얼마나 자주 있었는지, 어떤 상황에서 주로 생기는지, 그리고 지금 드시는 약은 잘 챙겨 드시고 계신지 등을 자세히 말씀해 주시면 저희가 환자분의 상태를 더 잘 이해하고 안전하게 치료를 준비할 수 있거든요.

치과치료 중에 혹시라도 발작이 생기면 환자분께서 다치지 않도록 저희가 옆에서 잘 보호해 드릴 거예요. 특히 치료 중에 혀를 깨물지 않도록 미리 입안에 부드러운 기구(마우스프롭이라고 해요)를 물려드리고 시작하는 경우도 있고요. 하지만 꼭 기억하셔야 할 것은, 발작이 이미 시작된 후에는 입안에 억지로 무언가를 넣으려고 하면 더 위험할 수 있으니 절대 그렇게 하면 안 된다는 점이에요.

혹시 보호자분께서 같이 오셨다면, 발작 모습에 너무 놀라실 수 있겠지만 저희 의료진을 믿고 침착하게 지켜봐 주시는 것이 환자분께 가장 도움이 된답니다(예전에 제가 대학병원에 있을 때, 환자분이 발작을 하자 보호자분께서 너무 놀라 소리를 지르거나 환자를 흔들어서 오히려 더 위험했던 안타까운 경우가 있었어요. 걱정되는 마음은 충분히 이해하지만, 침착함이 중요해요).

긴장하거나 불안하면 발작이 더 쉽게 생길 수도 있기 때문에, 저희는 최대한 편안하고 차분한 분위기에서 치료를 진행하려고 노력하고 있어요(참고로, 저희 연세온아치과병원은 환자분들의 불안감을 줄여드리기 위해 정신건강의학과 전문의의 자문을 받아 과학적 '근거에 기반한 안정적인 치료 절차를 따르고 있답니다).

그리고 혹시 드시는 약 중에 '페니토인' 성분이 있다면 잇몸이 좀 부을 수 있고, '발프로산' 성분이 있다면 다른 분들보다 피가 조금 더 잘 멎지 않을 수 있어요. 그래서 이런 약을 드시고 계시다면 치료 전에 꼭 저희에게 말씀해 주셔야 해요. 저희가 사용하는 국소 마취제는 대부분 안전하지만, 혈압을 올릴 수 있는 '에피네프린' 성분이 너무 많이 들어간 것은 피하는 등 조심해서 사용하고 있으니 너무 걱정하지 마세요. 안전을 위해 보호자분과 함께 오시는 것도 좋은 방법이 될 수 있습니다.

요약 SUMMUARY

사전 병력 확인 필수
- 최근 발작 빈도, 시기, 양상, 유발 요인 등 상세 정보 확인.
- 현재 복용 중인 항경련제 종류, 용량 및 복용 순응도 확인.

발작 위험 최소화 및 관리
- **스트레스/불안 관리**: 차분하고 편안한 진료 환경 조성(긴장은 발작 유발 가능).

- **치료 전 상태 확인**: 진료 전 환자의 전신 상태 확인 중요.
- **보호자 동반**: 가능한 경우 보호자와 함께 내원 권장.

치료 중 발작 시 대처

- **환자 보호**: 발작 중 환자가 다치지 않도록 주변 환경 정리 및 보호.
- **혀 보호**: 치료 시작 전에 필요시 마우스프롭(Mouth Prop) 사용 고려(발작 중에는 절대 억지로 삽입 금지).
- **보호자 교육**: 보호자는 침착 유지, 환자에게 물리적 힘 가하지 않기.

항경련제 부작용 고려

- **페니토인**(Phenytoin): 치은 증식(잇몸 부기) 유발 가능 → 구강 위생 관리 중요성 강조.

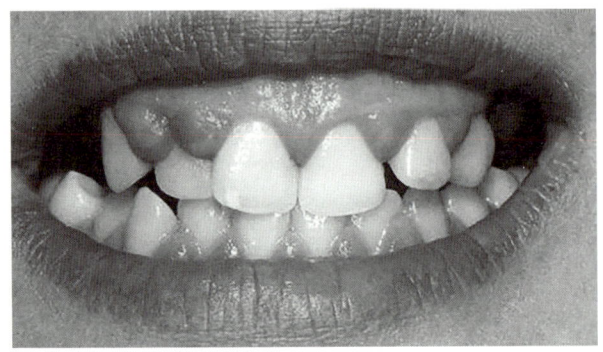

- **발프로산**(Valproic Acid): 출혈 경향 증가 가능성 → 침습적 시술 시 주의.
- **사전 고지**: 환자는 복용 중인 항경련제 정보를 반드시 의료진에게 알려야 함.

국소 마취제 사용

- 에피네프린이 포함되지 않거나 저농도로 포함된 리도카인은 일반적으로 안전하게 사용 가능.

4

간질 환자의
치과치료계획의 변경

─────── 간질(뇌전증) 약을 드시고 계시다면, 치과 약속 시간을 정할 때 약 드시고 나서 2~3시간 정도 지났을 때로 잡는 것이 발작 위험을 줄이는 데 가장 좋다고 해요. 혹시라도 치료 중에 발작이 일어나더라도 너무 당황하거나 걱정하지 마세요. 저희는 즉시 치료를 멈추고 환자분께서 다치신 곳은 없는지부터 꼼꼼하게 살필 거예요. 그렇기 때문에 환자분께서 간질(뇌전증)이 있다는 사실과 현재 상태를 저희에게 미리 꼭 말씀해 주시는 것이 환자분의 안전을 위해 정말 중요하답니다.

환자분의 발작이 평소에 얼마나 잘 조절되는지에 따라서 저희가 치료 계획을 조금 다르게 세울 수도 있어요. 약 잘 드시고 발작 없이 잘 지내시는 분들은 대부분의 일반적인 치과치료는 문제없이 받으실 수 있어요. 하지만 만약 발작이 좀 잦거나 최근에 갑자기 더 심해지셨다면, 당장 급하지 않은 치료는 주치의 선생님(신경과 등)과 상의해서 잠시 미루는 것이 더 안전할 수 있고요. 혹시 바로 어제 발작을 하셨다면, 안전을 위해 오늘 예정된 치료는 다음으로 미루는 것이 좋습니다.

발작 위험이 조금 높다고 생각될 때는, 저희가 처음에는 아주 짧고 간단한 치료부터 시작해서 괜찮으신지 보면서 서서히 치료 단계를 높여갈 수도 있어요. 또 치료할 때 너무 밝은 조명이나 갑작스러운 시끄러운 소리 같은 불필요한 자극은 최대한 줄이려고 노력하고요. 보호자 분이나 돌봐주시는 분과 함께 오시면 환자분도 심리적으로 더 안정이 되고 저희에게도 큰 도움이 된답니다.

요약 SUMMUARY

최적 약속 시간
- 항경련제 복용 후 **2~3시간 이내**로 예약하여 약물 효과가 안정적일 때 치료(발작 위험 최소화).

치료 중 발작 발생 시 대처
- 즉시 치료 **중단**.
- 환자의 **상해 유무** 꼼꼼히 확인.
- 환자는 사전에 의료진에게 **간질 병력 고지 필수**.

발작 조절 상태에 따른 권장 사항
- **발작 잘 조절 시**: 일반적인 치과치료 가능.
- **발작 빈번/최근 급증 시**: 비응급 치료는 신경과 등 전문의와 협의 후 일정 조정 권장.
- **최근 24시간 내 발작 시**: 안전을 위해 예정된 치료 연기 권장.

고위험 환자 치료 접근
- 짧고 간단한 치료부터 시작하여 점진적으로 치료 범위 및 시간 확대 고려.

환경 관리

- **불필요한 자극**(예: 강한 조명, 갑작스러운 소음 등) **최소화.**

동반자 권장

- **보호자 또는 간병인과 함께 내원**하는 것을 권장(환자 안정 및 유사시 도움).

5

간질 환자의 치과치료 시 약물 사용의 주의사항

간질(뇌전증) 때문에 평소에 드시는 약(항경련제)은 치과치료를 받으신다고 해서 환자분 마음대로 끊으시면 안 되고 꼭 계속 드셔야 해요. 하지만 이 약들이 저희가 치과치료 때 사용하는 다른 약들과 서로 영향을 줄 수도 있어서 몇 가지 주의할 점이 있어요.

특히 '발프로산'이라는 성분의 약을 드시는 분들은, 아스피린이나 이부프로펜 같은 소염진통제를 함께 드시면 피가 더 잘 안 멎을 수 있으니 이런 약은 피하시는 게 좋아요. 아프실 때는 차라리 '타이레놀(아세트아미노펜)'을 드시는 것이 더 안전하답니다.

치과에서 사용하는 국소 마취제는 '리도카인' 같은 종류는 대부분 안전하게 사용할 수 있어요. 다만 마취 효과를 높이려고 '에피네프린' 성분이 아주 많이 들어간 마취제는 혹시 뇌신경을 너무 흥분시킬 수도 있어서 저희가 아주 조심해서, 꼭 필요한 만큼만 사용하려고 해요.

그리고 혹시 드시는 항경련제 중에 '페니토인' 성분이 있다면 잇몸이 다른 분들보다 좀 두툼하게 자라날 수 있어요. 그래서 스케일링을 더 자주 받으시거나 잇몸을 좀 다듬는 치료가 필요할 수도 있고요. 아까 말씀드린 '발프로산'은 피가 잘 안 멎는 경향을 만들 수 있으니, 이를 뽑거나 수술하기 전에는 피가 잘 멎는지 미리 확인하는 것이 좋을 수도 있어요. 그러니 어떤 약을 드시는지 저희에게 꼭 알려주셔야겠죠?

만약 치료 중에 불안감을 줄이기 위해 진정제를 사용하게 된다면, 저희가 환자분께서 숨은 잘 쉬시는지, 의식은 또렷하신지 등을 더 주의 깊게 살필 테니 너무 걱정하지 마세요.

요약 SUMMUARY

기존 항경련제 복용
- 환자는 처방받은 항경련제를 **임의로 중단해서는 안 되며**, 치과치료 중에도 복용을 유지해야 합니다.

약물 상호작용
- **발프로산**(Valproic Acid) **복용 시**: 아스피린 또는 NSAIDs(비스테로이드성 소염진통제) 병용 시 **출혈 위험이 증가**하므로 주의 또는 회피해야 합니다.

국소 마취제 선택 및 사용
- **비교적 안전한 약물**: 리도카인(Lidocaine), 메피바카인(Mepivacaine), 프릴로카인(Prilocaine) 등.

특정 항경련제 관련 고려 사항
- **페니토인**(Phenytoin): **치은 증식** 유발 가능성이 높으므로, 환자에게 고지하고 구강 위생 관리 및 정기적인 치주 관리가 중요합니다(필요시 치은 절제술 등 고려).

- **발프로산**(Valproic Acid): 출혈 경향 증가 가능성이 있으므로, 발치 등 외과적 시술 전 출혈 시간 등 관련 검사 확인을 고려할 수 있습니다(환자는 복용 사실 고지 필수).

진정제 사용 시

- **벤조다이아제핀**(Benzodiazepines) **등**: 사용 시 **호흡 억제 및 의식 수준 변화** 가능성에 대해 주의 깊게 관찰해야 합니다.

진통제 선택

- **권장**: 아세트아미노펜(Acetaminophen, 예: 타이레놀).
- **주의**: NSAIDs는 발프로산과의 상호작용 등 고려하여 신중히 사용하거나 회피하는 것이 좋습니다.

간질 환자의 관리와
구강 관리 시 주의사항

　　　　　간질(뇌전증) 때문에 드시는 약 중에는 '페니토인'이라는 성분의 약이 있는데요, 이 약의 부작용으로 잇몸이 좀 남들보다 두툼하게 자라나는 경우가 있어요. 이걸 '치은 비대'라고 불러요. 잇몸이 너무 많이 자라면 치아랑 잇몸 사이에 음식물도 잘 끼고 불편할 수 있기 때문에, 평소에 칫솔질이나 치간칫솔 사용 같은 구강 관리를 정말 꼼꼼하게 잘 해주시는 것이 중요해요. 만약 잇몸이 너무 심하게 자라서 불편하시다면, 치과에서 간단하게 잇몸을 좀 다듬어 주는 수술(치은절제술)을 받으시는 것도 좋은 방법이 될 수 있답니다.

　또 한 가지는, 발작을 하실 때 자신도 모르게 이를 세게 부딪치거나 넘어지면서 치아가 깨지거나 부러지고, 혀나 입술 안쪽을 깨무는 등 입안을 다치시는 경우가 생각보다 자주 있을 수 있어요. 그래서 만약에 이가 빠져서 새로 해야 하는 상황이라면, 뺐다 꼈다 하는 틀니보다는 입안에 단단하게 고정시키는 임플란트나 브릿지 같은 치료가 더 안전하고 좋아요. 혹시 발작 중에 틀니가 빠지거나 부서져서 다치실 수도 있으니까요.

요약 SUMMUARY

치은 증식
- **주요 원인**: 항경련제 중 페니토인(Phenytoin) 복용.
- **증상**: 잇몸 조직이 비정상적으로 두껍게 자라남, 이로 인해 치아와 잇몸 사이 공간 관리 어려움 및 심미적 문제 발생 가능.
- **관리 방안**
    - **철저한 구강 위생 관리**: 플라크(치태) 조절이 매우 중요함.
    - **외과적 치료**: 필요한 경우 치은절제술(Gingivectomy)로 과증식된 잇몸 조직 제거 고려.

발작 중 구강 외상
- **빈번한 손상**: 발작 시 치아 파절, 탈구, 혀/입술/협점막(볼 안쪽) 교상(깨물기) 등 발생 가능.

보철 치료 권장 사항(외상 위험 고려)
- **권장**: 임플란트 또는 고정성 보철물(예: 브릿지, 크라운).
- **주의**: 가철성 의치(틀니)는 발작 시 탈락, 파손, 또는 기도 흡인/질식의 위험이 있어 사용 시 각별한 주의가 필요하거나 비선호될 수 있음.

| 5장 |

뇌졸중

DENTAL CLINIC

뇌졸중을 고려하지 않고 치과치료를 진행했을 때 발생한 문제 사례

사례 1

최 모 씨(**남성, 68세**)는 평소 고혈압과 당뇨병으로 약물을 복용하고 있었으며, 최근 3개월 전 경미한 뇌졸중을 앓았습니다. 치과 임플란트 수술을 받기 위해 치과를 방문하였지만, 치료 전 정확한 의과적 평가 없이 바로 치료가 시작되었습니다. 치료 중 마취 직후 환자는 갑자기 한쪽 팔과 다리의 힘이 빠지고, 의식이 흐려지는 증상을 보였습니다. 즉시 치료를 중단하고 응급 처치를 시행한 후 병원으로 이송하였습니다. 정밀검사 결과 뇌졸중 재발로 확인되었습니다. 이 사례는 치과치료 전 뇌졸중 병력 환자에 대한 사전 신경학적 평가와 내과적 협진이 중요함을 강조합니다.

사례 2

이 모 씨(**남성, 72세**)는 치과에서 틀니 조정을 받기 위해 방문했습니다. 그는 5년 전 뇌졸중으로 인해 언어장애와 연하곤란 증상이 있었고 현재도 약간의 불편감이 있었습니다. 치료 도중 물로 입을 헹구던 중 갑작스럽게 심한 기침과 호흡곤란 증상이 나타났습니다. 즉각적인 응급 처치 후 병원으로 이송되었으며, 기도 흡인으로 인한 폐렴 진단을 받았습니다. 이 사례는 뇌졸중 병력이 있는 환자의 치과치료 시 흡인 위험을 고려하고 자세 조정 및 세심한 구강 관리가 필수적임을 보여줍니다.

사례 3

박 모 씨(**여성, 66세**)는 2년 전 뇌졸중을 겪은 후 왼쪽 마비 증상이 남아 있어 일상생활에서 지속적인 도움이 필요했습니다. 최근 오른쪽 어금니에 통증이 심하여 치과를 방문했으며, 검사 결과 치아의 신경치료가 필요했습니다. 치료를 시작했으나, 환자의 불안과 스트레스로 인해 갑자기 혈압이 급격히 상승하면서 심한 두통과 메스꺼움이 나타났습니다. 즉시 치료를 중단하고 환자가 안정을 취하게 한 뒤 병원으로 이송하여 뇌졸중 초기 증상으로 진단받았습니다. 이 사례는 뇌졸중 병력이 있는 환자의 치과치료 시 심리적 안정감 제공과 혈압 관리가 매우 중요하다는 것을 강조합니다.

1

뇌졸중의 정의 및 진단 기준

　뇌졸중이라는 말 들어보셨죠? 이건 우리 뇌로 피를 보내주는 아주 중요한 혈관이 갑자기 막히거나 혹은 터져버리면서, 뇌가 제대로 일을 못 하게 되고 손상을 입는 아주 위급한 병이에요.

　뇌졸중이 오면 갑자기 의식이 흐릿해지거나 정신을 잃을 수도 있고, 몸의 한쪽 팔다리에 힘이 쭉 빠지거나 마비가 오는 증상이 대표적으로 나타날 수 있어요.

　병원에서는 환자분이 어떤 증상을 느끼시는지, 또 신경 기능에 이상은 없는지 등을 살펴보고, CT나 MRI 같은 영상 검사를 통해서 뇌혈관이 막힌 건지(뇌경색) 아니면 터진 건지(뇌출혈)를 빠르고 정확하게 확인해서 진단하게 된답니다.

요약 SUMMUARY

정의
- 뇌혈관이 막히거나(허혈성 뇌졸중, 뇌경색) 터지면서(출혈성 뇌졸중, 뇌출혈) 뇌 조직으로의 혈액 공급이 중단되어, 뇌 기능이 갑작스럽게 손상되는 신경학적 응급 질환.

주요 증상(갑작스러운 발생)
- **의식 저하 또는 소실**(혼미, 혼수).
- **편측 마비**(몸 한쪽의 마비 또는 위약감).
- 기타: 안면 마비, 언어 장애, 시각 장애, 심한 두통, 어지럼증 등도 나타날 수 있음.

진단 방법
- **임상 평가**: 환자의 증상 발현 양상 및 신경학적 검사 소견.
- **뇌 영상 검사**: CT 또는 MRI 촬영을 통해 뇌 손상 부위 및 원인(혈관 막힘 또는 터짐) 확인.

2
뇌졸중 환자의 임상증상

———— 뇌졸중은 정말 갑자기 찾아오는 경우가 많아서, 평소에 몸이 보내는 이상 신호를 잘 알아두는 것이 중요해요. 혹시라도 제가 지금부터 말씀드리는 증상 중 하나라도 갑자기 나타난다면, '조금 지나면 괜찮아지겠지' 하고 기다리지 마시고 즉시 병원(응급실)으로 가셔야 해요 그리고 치과에 오셨을 때도 예전에 이런 증상을 겪으신 적이 있다면 저희에게 꼭 미리 말씀해 주셔야 하고요.

예를 들면 이런 증상들이에요. 갑자기 얼굴 한쪽이 마비된 것처럼 표정이 잘 안 지어지거나, 팔이나 다리 한쪽에 힘이 쭉 빠지거나 감각이 둔해지는 느낌이 들 수 있어요. 또 갑자기 말이 잘 안 나오거나 발음이 어눌해지고, 다른 사람이 하는 말을 잘 이해하기 어려워지는 경우도 뇌졸중 신호일 수 있답니다.

눈에 이상이 생기기도 하는데요, 한쪽 눈이나 양쪽 눈이 갑자기 잘 안 보이거나 흐릿하게 보일 수 있고요. 빙글빙글 도는 것처럼 심하게 어지럽거나, 술 취한 사람처럼 똑바로 걷기 힘들고 자꾸 균형을 잃는 느낌이 드는 것도 주의해야 해요. 마지막으로, 정말 아무런 이유 없이 갑자기 머리가 깨질 듯이 아프면서 토하는 증상이 생기는 것도 아주 위험한 신호이니 절대 그냥 넘기시면 안 됩니다.

요약 SUMMUARY

편측 마비/감각 이상
- 얼굴, 팔, 다리 등 신체 한쪽(편측)에 갑작스러운 마비, 위약감(힘 빠짐), 또는 감각 저하/이상(둔한 느낌).

언어 장애
- 갑자기 말이 어눌해짐(구음 장애).
- 말을 제대로 표현하지 못하거나(운동성 실어증) 다른 사람의 말을 이해하지 못함(감각성 실어증).

시각 장애
- 한쪽 또는 양쪽 눈의 시력 저하, 시야 결손(일부가 안 보임), 또는 사물이 두 개로 보이는 복시 현상.

어지럼증 및 균형 장애
- 갑작스럽고 심한 어지럼증.
- 보행 장애(걷기 어려움, 비틀거림).
- 균형 감각 상실.

심한 두통 및 구토
- 특별한 원인 없이 갑자기 발생하는 극심한 두통.

- **종종 구토를 동반함**(특히 뇌출혈 시).

    ※ 중요: 위 증상 중 하나라도 갑자기 나타나면 즉시 119에 신고하거나 응급실 방문이 필수적입니다. 치과치료 전 관련 병력 고지도 중요합니다.

3

뇌졸중 환자의
치과치료 시 고려 사항

───── 예전에 뇌졸중을 앓으신 경험이 있으시다면, 치과치료를 받으시기 전에 저희에게 꼭 미리 말씀해 주시는 것이 환자분의 안전을 위해 아주 중요해요. 특히 뇌졸중을 겪으신 지 6개월이 채 지나지 않으셨다면, 환자분의 몸 상태에 맞춰서 치료 방법이나 시기를 조절해야 할 수도 있거든요.

그리고 지금 어떤 약을 드시고 계신지도 꼭 알려주셔야 하는데요, 만약 피를 묽게 하는 약(항응고제나 항혈소판제 같은 종류)을 드시고 계시다면, 저희가 치료 중에 피가 나는 것에 대해 미리 충분히 준비하고 대비해야 해요.

치료하는 동안에는 저희가 환자분의 혈압이나 맥박 같은 기본적인 몸 상태를 계속 꼼꼼하게 확인하면서 안전하게 진행할 거고요. 무엇보다 환자분께서 치료받으시는 동안 마음이 편안하고 안정된 분위기에서 받으실 수 있도록, 저희가 최대한 스트레스를 덜 받으시게끔 환경을 만들고 도와드릴 테니 너무 걱정하지 마세요.

요약 SUMMARY

병력 확인 필수

- 과거 뇌졸중 발병 유무를 반드시 확인해야 합니다.
- 특히 **최근 6개월 이내** 발병 여부가 중요하며, 이 경우 치료 계획 또는 시기 조정이 필요할 수 있습니다.

복용 약물 확인 필수

- 현재 복용 중인 모든 약물, 특히 **항응고제 또는 항혈소판제** 복용 여부를 반드시 확인해야 합니다.

치료 중 모니터링

- 치료 중에는 환자의 **혈압, 맥박 등 활력 징후**(Vital Signs)를 주의 깊게 관찰해야 합니다.

환자 관리

- 환자의 불안과 스트레스를 최소화하기 위해 **편안한 치료 환경**을 조성하는 것이 중요합니다.

출혈 관리

- 항응고제/항혈소판제 복용 등 출혈 가능성이 높은 경우, 치료 전 **충분한 평가 및 지혈 준비**가 필요합니다.

4

뇌졸중 환자의
치과치료 계획의 변경

─────── 혹시 뇌졸중을 겪으신 지 아직 6개월이 지나지 않으셨다면, 지금 당장 꼭 치료해야 하는 응급상황이 아닌 이상은 일반적인 치과치료는 잠시 미루시는 것이 환자분의 건강을 위해 더 좋아요. 왜냐하면 뇌졸중 발병 후 초기 6개월 동안은 다시 뇌졸중이 재발할 위험이 가장 높은 시기라고 알려져 있거든요.

 물론 이 기간 중에도 꼭 필요한 치료가 있다면 저희가 최대한 안전하게 도와드릴 거예요. 그럴 때는 치료 시간을 가능한 한 짧고 간단하게 하고, 환자분께서 스트레스를 덜 받으실 수 있는 편안한 환경에서 치료를 진행하려고 노력한답니다. 그리고 치료할 때 사용하는 국소 마취제에 들어 있는 혈관 수축 성분도 가능한 한 아주 적은 양만 사용하거나 피하는 것이 더 안전하고요. 환자분의 안전이 최우선이니까요.

요약 SUMMUARY

치료 시기
- 응급상황이 아닌 일반적인 치과치료는 **연기하는 것을 강력히 권장**합니다.

이유
- 뇌졸중 **재발 위험이 가장 높은 시기**이기 때문입니다.

치료 원칙(부득이하게 치료 시)
- 치료는 **짧고 간단하게 계획**하고 시행해야 합니다.
- **스트레스가 적은 환경**에서 치료를 진행해야 합니다.

국소 마취제 사용
- 에피네프린(혈관수축제) 사용은 **최소화**하는 것이 안전합니다.

5

뇌졸중 환자의 치과치료 시 약물 사용의 주의사항

―――――― 뇌졸중을 겪으신 분들은 피가 굳어서 혈관이 다시 막히는 것을 예방하기 위해 '피를 묽게 하는 약'을 드시는 경우가 많아요. 그래서 치과치료를 받으시기 전에는 어떤 약을 드시는지 저희에게 꼭 자세히 알려주셔야 해요. 치료 중에 피가 나는 것에 대해 저희가 미리 대비해야 하거든요.

 예를 들어, '와파린' 같은 항응고제를 드시고 계시다면, 치료 전에 피검사(INR 수치라고 해요)를 해서 피가 얼마나 묽은지 확인해야 해요. 이 수치가 3.5 아래로 잘 조절되고 있을 때 비교적 안심하고 치료를 진행할 수 있답니다. 그래서 치료 전에 혈액 검사 결과지를 가져오시거나 저희에게 알려주시면 큰 도움이 돼요.

 또 '아스피린' 같은 항혈소판제를 드시는 경우에는 피가 멎는 데 시간이 조금 더 걸릴 수 있어요. 그래서 이를 뽑거나 하는 작은 수술이라도 저희가 미리 출혈을 멈추게 할 준비를 철저히 해놓고 치료를 시작할 거예요.

그리고 치과치료를 할 때 쓰는 국소 마취제 중에는 '에피네프린'이라는 혈관 수축 성분이 들어 있는 경우가 많은데요. 이게 혹시 심장질환도 같이 있으신 분들께는 약간 부담이 될 수도 있어요. 그래서 필요한 경우에는 저희가 에피네프린 성분이 들어있지 않은 다른 종류의 마취제로 바꿔서 안전하게 사용해 드릴 수 있으니 너무 걱정하지 않으셔도 괜찮아요.

요약 SUMMUARY

핵심 사항
- 뇌졸중 환자는 항응고제/항혈소판제 복용 가능성이 높아 **출혈 위험 관리**가 중요하며, **복용 중인 모든 약물 정보 고지** 필수.

항응고제(예: 와파린(Warfarin))
- 치료 전 **INR 수치 확인** 필수.
- INR ≤ 3.5일 때 비교적 안전하게 치료 가능.

항혈소판제(예: 아스피린(Aspirin))
- **출혈 시간 연장** 가능성을 인지해야 함.
- 소규모 수술 시에도 **지혈 준비 등 주의** 필요.

국소 마취제(에피네프린 함유 시)
- 주의: 특히 동반된 심장질환이 있는 경우, 에피네프린(혈관수축제) 사용 시 심혈관계 부담 가능성 고려 및 신중한 사용 필요.
- 대체 고려: 필요한 경우, 에피네프린이 포함되지 않은 국소 마취제 사용을 고려할 수 있음.

6

뇌졸중 환자의 응급상황 관리와 구강 관리 시 주의사항

———— 혹시라도 치과치료를 받으시는 중에 갑자기 뇌졸중 증상이 의심되는 아주 위급한 상황이 생긴다면, 저희는 즉시 모든 치료를 멈추고 환자분을 가장 편안하고 안정된 자세로 눕혀드릴 거예요. 그리고 바로 산소를 공급해 드리면서 119 응급의료팀에 신속하게 연락하는 등 필요한 모든 조치를 취할 테니 너무 걱정하지 않으셔도 괜찮습니다. 저희 치과에서는 항상 이런 만일의 사태에 대비하고 있답니다.

그리고 뇌졸중을 겪으신 후에는 아무래도 몸의 마비나 감각 저하 때문에 예전처럼 꼼꼼하게 양치질하는 것이 조금 힘들어지실 수 있어요. 그럴 때는 힘들이지 않고 좀 더 편하게 닦을 수 있도록 도와주는 전동 칫솔이나, 손에 쥐기 편하도록 손잡이가 두툼하게 디자인된 특수 칫솔을 사용하시면 훨씬 도움이 될 거예요.

만약 틀니를 사용하셔야 한다면 쉽게 뺐다 꼈다 할 수 있도록 만들어 드리는 것이 좋고, 상황이 허락한다면 입안에 아예 고정시키는 임플란트나 브릿지 같은 치료가 더 편하고 안전할 수도 있답니다. 무엇보다 중요한 것은, 이렇게 스스로 관리하기 어려우실 수 있으니 정기적으로 꼭 치과에 오셔서 입안 상태는 괜찮은지 점검받고, 필요한 스케일링이나 치료를 꾸준히 받으시는 것이에요.

요약 SUMMUARY

치료 중 뇌졸중 의심 증상 발생 시 대처

1. **즉시 치료 중단.**
2. 환자를 **안정된 자세**로 눕힘(기도 확보 등 고려).
3. 필요시 **산소 공급**.
4. 활력 징후(Vital Signs) 확인 및 기록.
5. **즉시 응급 의료팀**(119 등)**에 연락** 및 상황 전달.

뇌졸중 후 구강 관리

- **어려움**: 편측 마비, 감각 저하, 인지 기능 저하 등으로 인해 자가 구강 위생 관리 능력 저하 가능성 높음.
- **관리 방안**
  - **보조 도구 활용 권장**: 전동칫솔, 손잡이가 큰 특수 칫솔, 치실 홀더 등.
  - **보철물 고려**: 가철성 의치(틀니)는 착탈이 용이하도록 디자인하거나, 구강 상태 및 환자 능력 고려하여 **고정성 보철물 또는 임플란트** 선택 고려.
  - **정기적인 전문가 관리 필수**: 규칙적인 치과 방문을 통한 구강 건강 상태 점검, 전문가 구강 위생 관리(스케일링 등), 필요한 치료 시행.

| 6장 |

갑상선 질환

갑상선 질환을 고려하지 않고 치과치료를 진행했을 때 발생한 문제 사례

사례 1

박 모 씨(여성, 52세)는 평소 가슴 두근거림과 불안 증세가 있었으나, 단순한 신경성으로 여기고 특별한 진료를 받지 않았습니다. 최근 심한 충치로 인해 치과를 방문하여 발치 치료를 받기로 했습니다. 치료 전 치과 의료진에게 과거력에 대해 자세히 이야기하지 않았고, 의료진 또한 기본적인 문진 외에 추가적인 검사를 시행하지 않았습니다. 발치 시작 후 박 씨는 갑자기 심한 가슴 통증과 함께 맥박이 불규칙하게 뛰는 것을 호소했습니다. 혈압이 급격히 상승하고 불안 증세가 심해져 즉시 응급실로 이송되었습니다. 병원에서 시행한 검사 결과, 박 씨는 미처 진단받지 못했던 갑상선 기능 항진증을 앓고 있었으며, 발치 시의 스트레스와 마취 성분이 갑상선 호르몬 분비를 더욱 촉진하여 심각한 부정맥을 유발한 것으로 확인되었습니다.

사례 2

최 모 씨(남성, 68세)는 최근 피로감과 무기력감을 자주 느꼈으나, 나이 탓으로 여기고 병원을 찾지 않았습니다. 최근 심한 충치로 인해 치과를 방문하여 발치 치료를 받기로 했습니다. 치료 전 치과 의료진에게 과거력에 대해 자세히 이야기하지 않았고, 의료진 또한 기본적인 문진 외에 추가적인 검사를 시행하지 않았습니다.
발치 자체는 비교적 순조롭게 진행되었으나, 최 씨는 치료 후 평소보다 훨씬 심한 피로감을 호소했습니다. 며칠이 지나도 피로감이 가시지 않고 오히려 더 심해지는 듯했으며, 상처 부위의 회복도 더딘 느낌을 받았습니다. 또한, 몸이 붓고 추위를 타는 증상까지 나타나기 시작했습니다. 뒤늦게 병원을 방문하여 검사를 받은 결과, 최 씨는 진단받지 못했던 갑상선 기능 저하증을 앓고 있었습니다.

사례 3

이 모 씨(여성, 32세)는 임신 초기부터 심한 입덧과 함께 가슴 두근거림, 불안 증세를 느꼈습니다. 산부인과 검진에서 임신으로 인한 일시적인 증상으로 여겨졌습니다. 임신 중반기에 접어들면서 증상은 더욱 심해졌고, 갑자기 고열과 함께 심한 빈맥, 설사, 의식 혼미 증상까지 나타나 응급실로 이송되었습니다.
검사 결과, 이 씨는 미처 진단받지 못했던 갑상선 기능 항진증을 앓고 있었으며, 임신이라는 생리적 변화와 스트레스가 갑상선 호르몬 분비를 급격하게 증가시켜 갑상선 중독이라는 심각한 합병증이 발생한 것으로 확인되었습니다.

갑상선 항진증

1

갑상선 항진증의 정의 및 진단 기준

────── '갑상선 항진증'이라는 병에 대해 들어보셨나요? 우리 목 앞쪽에 있는 나비 모양의 작은 기관이 '갑상선'인데요, 여기서 우리 몸의 신진대사를 조절하는 중요한 호르몬이 나와요. 갑상선 항진증은 이 갑상선에서 호르몬(T4, T3라고 불러요)이 너무 많이 만들어져서 핏속에 넘쳐나는 상태를 말해요. 몸의 에너지 스위치가 너무 과하게 켜진 상태라고 생각하시면 비슷해요.

가장 흔한 원인으로는 '그레이브스병'이라는 자가면역 질환이 있고요, 갑상선 자체에 염증이 생기거나 혹시 드시는 갑상선 약을 너무 많이 드셨을 때도 생길 수 있어요.

이 병을 진단하기 위해서 병원에서는 여러 가지 검사를 할 수 있는데요, 예를 들어 몸이 평소보다 에너지를 얼마나 많이 쓰고 있는지(기초대사율)를 보거나, 피검사를 통해 특정 성분(단백결합 요오드 같은)의 수치가 정상보다 높은지 확인하기도 해요. 또 '방사성 요오드'라는 것을 이용해서 갑상선이 얼마나 활발하게 움직이는지를 보는 검사도 있고요. 이 검사에서 갑상선이 요오드를 정상보다 훨씬 많이(50% 이상) 빨아들이면 항진증을 의심해 볼 수 있답니다. 요즘에는 주로 피검사로 갑상선 호르몬(T4, T3)과 이를 조절하는 호르몬(TSH) 수치를 직접 재서 더 정확하게 진단하는 경우가 많아요.

요약 SUMMUARY

정의
- 혈액 속에 **갑상선 호르몬(T4, T3)이 과도하게 많아**져 발생하는 다양한 임상 증상을 나타내는 상태(갑상선 기능의 항진).
- '갑상선 중독증'이라고도 함.

주요 원인
- **그레이브스병.**
- **갑상선염.**
- 갑상선 호르몬제의 과다 복용.
- 기타: 중독성 갑상선종, 뇌하수체 이상 등.

진단 기준/관련 검사 지표
- **혈액 검사**: 혈청 TSH(갑상선 자극 호르몬) 수치 감소, 혈청 유리 T4(Free T4) 및/또는 T3(Free T3) 수치 증가.

2

갑상선 항진증 환자의 임상증상

갑상선 호르몬이 우리 몸에 너무 많이 나오게 되면 여러 가지 불편한 증상들이 나타날 수 있어요. 아마 가장 눈에 띄는 변화 중 하나가 눈이 좀 커지거나 앞으로 튀어나와 보이는 것(안구돌출)일 수 있고요, 또 잘 드시는데도 이상하게 살이 계속 빠지는 경우도 대표적인 증상이에요.

그 외에도 피부가 좀 따뜻하고 축축하게 느껴지거나 얼굴이 자주 붉어지고 손바닥도 붉어질 수 있어요. 머리카락이 예전보다 가늘어지고 힘이 없어지는 것 같다고 느끼실 수도 있고요. 눈꺼풀 모양이 좀 부자연스러워 보일 수도 있습니다.

심장이 평소보다 빨리 뛰거나 괜히 두근거리는 느낌이 자주 들고, 혈압이 올라가기도 해요. 또 조금만 움직여도 숨이 차거나 폐활량이 줄어든 것처럼 느껴질 수도 있고요. 소화기 쪽으로는 식욕은 오히려 늘었는데 살은 빠지거나, 설사를 자주 하는 증상이 나타나기도 해요.

마음 상태에도 영향을 주어서, 별것 아닌 일에도 신경질이 나거나 쉽게 흥분하게 되고, 반대로 몸은 계속 피곤하다고 느끼는 등 여러 가지 변화를 겪으실 수 있답니다.

요약 SUMMUARY

대표 증상
- 안구돌출, 식욕 증가에도 불구하고 체중감소.

피부 관련
- 따뜻하고 습한 피부.
- 안면 홍조.
- 손바닥 홍반.

모발 관련
- 모발 가늘어짐 및 약화.

눈 관련
- 안구돌출.
- 눈꺼풀 이상.

심혈관계
- 빈맥(심박수 증가).
- 심계항진(가슴 두근거림).
- 혈압 상승(주로 수축기 혈압).

호흡기
- 호흡곤란(숨참).

- 폐활량 감소.

소화기

- 식욕 증가 또는 감소.
- 체중 감소.
- 잦은 배변 또는 설사.

정신신경계

- 신경과민, 불안정.
- 쉽게 흥분함.
- 피로감.
- 불면증.
- 손 떨림.

3

갑상선 항진증 환자의 치과치료 시 고려 사항

―――――― 갑상선 항진증이 있으신 분들을 저희가 치과에서 진료할 때 가장 먼저, 그리고 가장 중요하게 생각하는 것은 환자분의 갑상선 상태가 현재 약물 등으로 잘 조절되고 있는지를 확인하는 거예요.

만약 항진증이 아직 치료되지 않았거나 약을 드셔도 조절이 잘 안 되고 있는 상태라면, 치과치료처럼 긴장하거나 스트레스를 받는 상황에서 갑자기 몸 상태가 아주 위험해질 수 있거든요. 이걸 '갑상선 중독 위기'라고 부르는데, 이건 정말 생명을 위협할 수도 있는 매우 위험한 응급상황이라서 즉시 큰 병원 응급실 같은 곳에서 전문적인 치료를 받아야 해요.

그래서 저희는 혹시라도 이런 위험이 있을 수 있는 환자분이라고 판단되면, 바로 치과치료를 시작하기보다는 먼저 내과 진료를 통해 갑상선 상태를 충분히 안정시키고 오시도록 안내해 드리는 것을 가장 중요한 원칙으로 삼고 있답니다. 무엇보다 환자분의 안전이 최우선이니까요.

> **요약** SUMMARY

핵심 고려 사항
- 치료되지 않았거나 조절되지 않는 갑상선 항진증 환자를 **반드시 사전에 식별**하는 것이 치과치료 전 가장 중요합니다.

의과적 평가 우선 원칙
- 갑상선 항진증 환자의 경우, 비응급 치과치료 시작 전에 **반드시 내과적 평가 및 적절한 치료**를 통해 갑상선 기능 상태가 안정화되도록 해야 합니다.

주요 위험: 갑상선 중독 위기
- **유발 가능성**: 치과치료와 같은 스트레스 상황에서 유발될 수 있습니다.
- **심각성**: 생명을 위협할 수 있는 **내과적 응급상황**입니다.
- **대처**: 발생 시 즉각적인 응급 처치와 신속한 상급 의료기관 이송 및 전문 치료가 필수적입니다.

4

갑상선 항진증 환자의
치과치료 계획의 변경

───── 갑상선 항진증이 있으시더라도 평소 약을 잘 드시고 건강 상태가 잘 조절되고 있다면, 대부분의 일반적인 치과치료는 크게 걱정하지 않으시고 받으셔도 괜찮아요. 특별히 제한되는 치료는 거의 없답니다.

하지만 만약 아직 갑상선 항진증 치료를 시작하지 않으셨거나, 약을 드셔도 갑상선 기능 조절이 잘 안되는 상태시라면 이야기가 좀 달라요. 이럴 때는 앞서 말씀드린 '갑상선 중독 위기' 같은 위험한 상황이 생길 수도 있기 때문에, 지금 당장 꼭 해야 하는 응급 치료가 아니라면 안전을 위해 치과치료를 잠시 미루는 것이 더 좋습니다.

어떤 경우든 저희는 환자분께서 치료받으시는 동안 스트레스를 받지 않도록 최대한 편안한 환경을 만들어 드리려고 노력할 거예요. 그리고 치료를 시작하기 전과 끝난 후에는 환자분의 몸 상태가 괜찮으신지 꼼꼼하게 확인할 거고요. 필요하다면 언제든지 환자분의 주치의 선생님(내과의사)과 상의해서 가장 안전한 방법으로 치료 계획을 세울 테니 안심하셔도 괜찮습니다.

요약 SUMMUARY

잘 조절된 환자

- 일반적인 치과치료 가능(특별한 치료 제한 불필요).

치료되지 않았거나 조절이 불량한 환자

- **비응급 치과치료는 연기**하는 것이 원칙(갑상선 기능 안정화 우선).

모든 환자에게 적용되는 고려 사항

- **스트레스 최소화**: 갑상선 중독 위기 위험을 줄이기 위해 스트레스 없는 편안한 진료 환경 제공 중요.
- **환자 상태 확인**: 치료 전후 환자의 전신 상태(활력 징후 등) 면밀히 확인.
- **의료진 협진**: 필요시 반드시 내과의사(주치의)와 협의하여 안전한 치료 계획 수립.

5

갑상선 항진증 환자의 치과치료 시 약물 사용의 주의사항

─────── 갑상선 항진증이 있으신 분들은 치과에서 사용하는 국소마취제에 대해서도 한 가지 알아두시면 좋은 점이 있어요. 마취약에 들어 있는 '에피네프린'이라는 혈관 수축 성분이 있는데, 만약 갑상선 기능이 아직 잘 조절되지 않는 상태시라면 이 성분에 몸이 아주 민감하게 반응할 수 있어요. 그래서 혈압이 갑자기 너무 높아지거나 심장이 불규칙하게 뛰는 등 위험한 상황이 생길 수도 있답니다. 그렇기 때문에 조절이 잘 안되는 환자분들께는 저희가 에피네프린이 들어간 마취제는 아예 사용하지 않거나 아주 극소량만 사용하려고 해요.

 하지만 평소 약을 잘 드시고 갑상선 기능이 안정적으로 잘 조절되고 계신 분들은 너무 걱정하지 않으셔도 괜찮아요. 보통 치과에서 사용하는 정도의 에피네프린 양은 안전하게 사용하실 수 있답니다.

 그리고 또 한 가지 중요한 점은, 갑상선 항진증이 있으실 때는 입안에 염증이나 감염이 생기면 몸 전체의 갑상선 상태가 더 나빠질 수도 있다는 거예요. 그래서 혹시 입안에 감염이 의심되는 상황이라면, 반드시 주치의 선생님(내과의사)과 먼저 상의하고 필요하다면 항생제를 안전하게 사용하는 것이 좋습니다.

요약 SUMMARY

국소 마취제 내 에피네프린(혈관 수축제) 사용
- **치료되지 않았거나 조절 불량한 환자**
  - 에피네프린에 **매우 민감**할 수 있음.
  - 심각한 혈압 상승 및 부정맥 유발 위험이 높아 **사용 회피**(금기) 권장.
- **잘 조절된 환자**
  - 일반적인 치과용 농도 및 용량의 에피네프린(예: 1:100,000) **안전하게 사용 가능**.

구강 감염 관리
- **위험성**: 구강 내 감염 발생 시 전신 갑상선 항진 상태가 악화될 수 있음.
- **대처**: 구강 감염 발생 또는 의심 시, 반드시 내과의사(주치의)와 상담 필요(상담 후 필요시 항생제 사용 고려).

6

갑상선 항진증 환자의 응급상황 관리와 구강 관리 시 주의사항

아주 드물긴 하지만, 갑상선 항진증 환자분들 중 갑자기 열이 아주 높게 오르고, 심장이 정말 주체할 수 없을 정도로 빨리 뛰고, 숨쉬기 힘들어지는 등 몸 상태가 급격하게 나빠지는 경우가 있을 수 있어요. 이걸 '갑상선 중독 위기' 또는 '갑상선 폭풍'이라고 부르는 아주 위험한 응급상황인데요. 만약 이런 증상이 나타나면 지체 없이 바로 119를 부르거나 응급실로 가셔야 해요.

그리고 갑상선 항진증이 있으시면 평소에도 구강 건강에 조금 더 신경을 써주시는 게 좋아요. 다른 분들보다 충치나 잇몸병이 더 잘 생길 수도 있고, 뼈가 약해지는 골다공증이 생길 위험도 조금 더 높다고 알려져 있거든요. 그래서 매일 꼼꼼하게 양치질하시는 등 입안을 깨끗하게 관리하는 습관이 중요하고, 정기적으로 치과에 오셔서 검진받고 필요한 관리를 받으시는 것을 꼭 추천해 드린답니다.

요약 SUMMUARY

갑상선 중독 위기 관리

- **주요 증상**: 갑작스러운 고열, 심한 빈맥(빠른 심박수), 호흡곤란, 의식 변화 등 심각한 전신 증상.
- **상태**: 생명을 위협하는 내과적 응급상황.
- **즉각 조치**
  - 체온 강하 노력(예: 차가운 수건 적용).
  - **즉시 병원(응급실) 이송** 필수.

구강 및 전신 건강 관리

- **증가된 위험**
  - 치아 우식(충치) 및 치주 질환(잇몸병) 발생 위험 증가 가능성.
  - 골다공증 발생 위험 증가 가능성.

권장 사항

- **철저한 구강 위생 관리** 필수(칫솔질, 치실 사용 등).
- **정기적인 치과 검진** 및 예방 관리(스케일링 등) 권장.
- 필요시 골다공증 관련 검진 및 관리 병행.

갑상선 저하증

1

갑상선 저하증의 정의 및
진단 기준

─────── '갑상선 저하증'은 앞에서 말씀드린 '항진증'과는 반대로, 우리 목 앞쪽에 있는 갑상선에서 우리 몸에 필요한 만큼의 호르몬을 충분히 만들어 내지 못해서 생기는 병이에요. 몸의 에너지 스위치가 좀 약하게 켜져 있거나 부족한 상태라고 생각하시면 이해하기 쉬우실 거예요.

이 병은 태어날 때부터 가지고 있는 경우(선천성)도 있고, 살아가면서 여러 가지 이유로 나중에 생기는 경우(후천성)도 있어요. 후천적으로 생기는 대표적인 이유들을 살펴보면, 갑상선 자체에 문제가 생겨서 제 기능을 못 하거나, 뇌에서 갑상선을 조절하는 부분(뇌하수체)에 이상이 생겼을 때, 또는 예전에 목 부위에 방사선 치료를 받으신 적이 있거나, 수술로 갑상선을 제거했을 때, 그리고 갑상선 항진증을 치료하기 위해 먹는 약을 너무 과하게 사용했을 때도 생길 수 있답니다.

요약 SUMMUARY

정의
- 갑상선에서 갑상선 호르몬이 충분히 생산 또는 분비되지 못하여, 체내 갑상선 호르몬 농도가 정상보다 낮은 상태.

발생 시기
- **선천성**: 태어날 때부터 발생.
- **후천성**: 성장 후 여러 원인에 의해 발생.

주요 후천성 원인
- 갑상선 자체의 기능 부전(하시모토 갑상선염이 가장 흔함).
- **뇌하수체 기능 부전**(TSH 분비 저하).
- 목 부위 방사선 치료 이력.
- 갑상선 수술 병력(부분 또는 전체 절제).
- 항갑상선제의 과도한 사용(갑상선 항진증 치료 관련).
- 기타: 요오드 결핍 또는 과다 섭취, 특정 약물 복용 등.

2
갑상선 저하증 환자의 임상증상

────── 갑상선 기능이 떨어지는 저하증은 언제 생기느냐에 따라 나타나는 모습이 조금 달라요.

혹시 아주 아기 때부터 이 병이 있는 경우(이걸 '크레틴병'이라고도 해요)에는요, 키가 다른 아기들보다 잘 안 크고 오히려 몸무게는 늘어날 수 있어요. 얼굴을 보면 코가 좀 넓적해 보이거나 입술이 두툼하고 혀가 커 보일 수도 있고요. 또래 아기들보다 근육에 힘이 없고 피부는 좀 창백해 보일 수 있어요. 치아가 늦게 나거나 치열이 삐뚤빼뚤해질 수도 있고, 목소리가 쉬거나 변비, 빈혈 같은 증상이 같이 나타나기도 한답니다.

어른이 되어서 갑상선 저하증이 생기는 경우에는 '점액수종'이라는 특징적인 모습이 나타날 수 있는데요. 이건 피부 아래에 뭔가 찐득한 액체가 찬 것처럼 얼굴이나 손발 같은 곳이 붓는 거예요. 꾹 눌러도 쑥 들어가지 않는 느낌의 부종이죠. 만약 병이 아주 심해지면 체온이 정상보다 많이 떨어지거나 심하면 의식을 잃고 혼수상태에 빠지는 정말 위험한 상황까지 갈 수도 있어요.

요약 SUMMUARY

유아/소아(선천성 갑상선 기능 저하증)

- **성장/발달**: 성장 지연(저신장), 체중 증가, 발달 지연.
- **외모**: 특징적 얼굴 모양(넓은 코, 두꺼운 입술, 큰 혀).
- **근골격계**: 근육 긴장 저하(힘 부족).
- **피부**: 창백하고 건조하며 차가움.
- **치아**: 맹출 지연, 부정교합.
- **기타**: 쉰 목소리, 변비, 빈혈, (신생아기) 황달 지연 등.

성인

- **특징적 증상(점액수종)**: 피부 아래 점액단백질 침착으로 인한 비함몰성 부종, 특히 얼굴, 눈 주위, 손, 발 등에 나타남.
- **전신 증상**: 피로감, 추위 민감성 증가, 체중 증가, 변비, 피부 건조, 모발 거칠어짐, 근육통/경직, 느린 맥박 등.
- **심각한 경우(점액수종 혼수)**: 저체온, 서맥, 저혈압, 호흡 부전, 의식 저하 및 혼수(생명을 위협하는 응급 상태).

3

갑상선 저하증 환자의
치과치료 시 고려 사항

———— 갑상선 저하증이 있으신데 아직 치료를 받고 있지 않거나 약을 드셔도 조절이 잘 안되는 상태라면, 치과치료를 받으실 때 아주 조심해야 해요. 왜냐하면 몸 상태가 불안정할 때 치과치료 같은 스트레스를 받으면, 특히 연세가 많으신 분들은 '점액수종 혼수'라고 하는 아주 위험한 응급상황이 생길 수도 있거든요.

솔직히 말씀드리면 일반적인 동네 치과에서는 환자분의 갑상선 상태까지 아주 세세하게 고려해서 미리 대비하고 치료하기가 현실적으로 어려울 수 있어요. 그래서 만약 환자분께서 본인이 갑상선 저하증이라는 것을 알고 계시고, 좀 더 안전하게 치료받고 싶으시다면, 환자분의 몸 전체 상태를 함께 살피고 치료 계획을 세울 수 있는 병원급 치과나, 필요시 내과와 긴밀히 협진할 수 있는 의료기관에서 진료를 받으시는 것이 훨씬 더 안전한 선택이 될 수 있습니다.

요약 SUMMUARY

주요 위험(미치료 또는 조절 불량 시)
- 치과치료 중 심각한 전신 문제 발생 가능성.
- 특히 고령 환자의 경우 **점액수종 혼수**라는 생명을 위협하는 응급상황 발생 가능.

현실적 고려 사항
- 일반적인 국내 치과 환경에서는 모든 환자의 갑상선 질환 유무 및 상태를 선제적으로 고려하여 치료하기 어려울 수 있음.

권장 사항
- 환자 본인이 갑상선 저하증 상태를 인지하고 있다면, **안전을 위해 필요시 내과와 협진이 가능한 병원급 치과 기관**에서 진료받는 것이 바람직함.

핵심
- 치료되지 않거나 조절되지 않는 갑상선 저하증 환자는 치과치료 전 반드시 **의과적 평가 및 안정화**가 우선되어야 함(치과의사는 필요시 의과 의뢰).

4

갑상선 저하증 환자의
치과치료 계획의 변경

갑상선 저하증이 있으시더라도 평소 약을 잘 챙겨 드시고 갑상선 기능이 안정적으로 잘 조절되고 있다면, 치과치료 계획을 특별히 다르게 세우거나 변경할 필요는 거의 없어요. 대부분의 일반적인 치과치료는 다른 분들과 똑같이 편안하게 받으실 수 있으니 너무 걱정하지 않으셔도 괜찮습니다.

다만, 아주 드문 경우지만 갑상선 문제와 관련해서 치아 배열이 아주 심하게 어긋나 있거나(심한 부정교합) 혀가 유난히 크게 부어 있는 경우에는, 저희가 치료를 좀 더 편안하고 효과적으로 해드리기 위해 치료 방법이나 순서를 조금 조절해야 할 수도 있답니다. 이런 특별한 경우가 아니라면 크게 신경 쓰지 않으셔도 좋습니다.

| 요약 | SUMMUARY |

기본 원칙

- 갑상선 기능이 약물 등으로 **잘 조절되고 있는 환자**의 경우, 대부분의 치과 치료 시 **특별한 치료 계획 변경은 필요하지 않습니다.**
- 예외적 경우: 갑상선 기능 저하증으로 인한 심한 부정교합 또는 거설증(혀 비대) 등이 동반된 경우, 치료 계획 수정이 필요할 수 있습니다.

5

갑상선 저하증 환자의 치과치료 시 약물 사용의 주의사항

───── 갑상선 저하증 진단을 받으셨지만 아직 치료를 시작하지 않으신 상태라면, 약을 사용하실 때 조금 더 주의가 필요해요. 특히 우리 몸의 신경계를 좀 차분하게 만드는 종류의 약들, 예를 들어 '마약성 진통제'나 '바르비투르산염' 같은 약에 대해서 몸이 다른 분들보다 더 예민하게 반응할 수 있거든요. 그래서 이런 종류의 약들은 꼭 필요한 경우가 아니라면 피하는 것이 좋고요. 만약 통증이 있어서 진통제가 필요하시다면, 가능하면 이런 약들보다는 '타이레놀' 같은 일반적인 비마약성 진통제를 사용하는 것이 더 안전한 선택이 될 수 있답니다.

요약 SUMMUARY

중추신경 억제제 민감성

- 치료되지 않은 갑상선 저하증 환자는 중추신경 억제제에 대해 **민감한 반응**(과도한 진정, 호흡 억제 등)을 보일 가능성이 높으므로 사용 시 각별한 주의가 필요합니다.
- **주의가 필요한 약물 예시**: 마약성 진통제, 바르비투르산염(진정제) 계열 약물 등.

6

갑상선 저하증 환자의 응급상황 관리와 구강 관리 시 주의사항

갑상선 저하증이 있으신 분들, 특히 아직 치료를 받지 않으신 분들은 치과치료를 받고 나서 아주 드물지만 갑자기 몸 상태가 안 좋아지실 수도 있어요. 예를 들어 갑자기 체온이 뚝 떨어지거나, 의식이 흐릿해지거나, 혈압이 너무 심하게 낮아지는 증상이 나타날 수 있거든요. 혹시라도 이런 증상이 보이시면 지체 없이 바로 병원(응급실)으로 가셔서 진료를 받으셔야 해요.

그리고 입안에 충치가 아주 심하거나 잇몸 염증이 심한 상태라면, 바로 치과치료를 시작하기 전에 먼저 환자분의 주치의 선생님(내과의사)과 상의해서 전반적인 몸 상태를 확인하고 치료 계획을 세우는 것이 더 안전할 수 있어요.

또 갑상선 저하증 때문에 혀가 조금 커져서 치아가 잘 안 맞물리는 느낌이 들거나, 아이들의 경우에는 이가 다른 아이들보다 좀 늦게 나는 경우도 있을 수 있어요. 그래서 저희가 치과 검진 때 이런 부분들을 주의 깊게 살펴볼 거고요. 특히 태어날 때부터 갑상선 저하증(크레틴병이라고도 해요)이 있는 아이들은 치아가 잘 자라고 있는지 정기적으로 꼭 확인하는 것이 중요하답니다. 평소에 정기적으로 치과 검진을 받으시는 것이 이런 문제들을 미리 발견하고 관리하는 데 도움이 돼요.

요약 SUMMUARY

치료 후 응급상황 가능성(특히 미치료/조절 불량 환자)
- **증상**: 갑작스러운 저체온, 의식 저하, 심한 저혈압(점액수종 혼수 유사 증상).
- **대처**: 상기 증상 발생 시 **즉시 병원**(응급실) **진료 및 처치** 필요.

심한 구강 감염/문제 시
- 치과치료 시작 전, **내과의사**(주치의)**와 먼저 상담**하는 것이 권장됨.

구강 내 소견 및 관리
- **혀 비대**: 발생 가능하며, 이로 인해 부정교합 등이 유발될 수 있어 주의 깊은 관찰 필요.
- **치아 맹출 지연**: 발생 가능하며, 특히 소아 환자에서 주의 깊은 관찰 필요.
- **정기적인 치과 검진**: 상기 소견 및 전반적인 구강 건강 상태 확인을 위해 필수적임.

선천성 갑상선 저하증(선천성 갑상선 기능저하증)
- **치아 발육 상태**에 대한 주기적인 점검 및 관리가 특히 중요함.

| 7장 |

임신 및 수유

임신 및 수유를 고려하지 않고 진행했을 때 발생한 문제 사례

사례 1

임신 9주 차였던 정 씨(**여성, 31세**)는 심한 치통으로 치과를 방문했습니다. 치과에서는 임신 초기임에도 불구하고 방사선 촬영 시 적절한 보호장비 없이 검사를 진행하였고, 충분한 고려 없이 약물을 처방했습니다. 이후 정 씨는 심한 스트레스와 불안으로 인해 조기 출혈이 발생하여 산부인과 응급 진료를 받았습니다. 이 사례는 임신 초기 치과치료 시 방사선 촬영 및 약물 처방의 원칙을 철저히 준수해야 함을 보여줍니다.

사례 2

임신 30주 차였던 이 씨(**여성, 29세**)는 치주염으로 치과를 찾았습니다. 하지만 치과에서 이 씨를 완전히 앙와위로 눕혀 장시간 치료를 진행하였고, 그로 인해 자궁이 하대정맥을 압박하여 갑작스러운 어지러움과 호흡곤란, 저혈압 증상을 겪었습니다. 이 사례는 임신 후기 치과치료 시 환자의 자세를 자주 바꾸거나 좌측으로 기울여 눕히는 등의 원칙을 지키는 것이 매우 중요하다는 것을 나타냅니다.

사례 3

수유 중이었던 박 씨(**여성, 33세**)는 치과치료 후 항생제와 진통제를 처방받았습니다. 치과에서는 박 씨가 수유 중이라는 사실을 충분히 고려하지 않고 일반적인 약물을 처방했고, 모유를 통해 약물이 전달되어 아기에게 설사 및 복통 증상이 발생하여 소아과 치료를 받았습니다. 이 사례는 수유 중 치과치료 후 약물 처방 시 반드시 모유 전달 가능성을 고려하여 안전한 약제를 선택하는 원칙을 지켜야 한다는 점을 강조합니다.

1
임신의 정의 및 진단 기준

━━━━━ 임신이라는 것은 여성의 몸 안에서, 수정된 난자가 엄마의 자궁이라는 안전한 집 안에서 자리를 잡고 아기(태아)로 무럭무럭 자라나는 특별한 기간을 말해요. 이 기간 동안 엄마의 몸은 아기를 건강하게 키우기 위해 정말 많은 변화를 겪게 된답니다.

예를 들어, 호르몬 분비가 달라지고, 몸속 피의 양도 늘어나고 심장이 더 열심히 일하게 되고요. 혈압이 변하거나 약간의 빈혈 증상이 생기기도 하고, 또 피가 조금 더 잘 굳는 상태가 되기도 해요. 이런 변화들은 아기를 위한 자연스러운 준비 과정이라고 할 수 있어요.

보통은 매달 있던 생리가 멈추면 '혹시 임신인가?' 하고 생각하게 되죠. 그리고 약국에서 파는 임신 테스트기로 확인하거나 병원에서 소변 또는 피검사를 통해 임신 여부를 알 수 있고요. 초음파 검사를 통해서는 아기집이 잘 만들어졌는지, 아기가 잘 자라고 있는지 직접 눈으로 확인하면서 임신을 확진하게 된답니다.

요약 SUMMUARY

정의
- 수정된 난자가 여성의 자궁 내막에 착상하여 출산까지 발육하는 과정 및 그 기간.

주요 생리적 변화
- 임신 유지를 위해 호르몬 변화 등 **내분비계 변화.**
- 혈액량 증가, 심박출량 증가, 혈압 변화, 생리적 빈혈, 혈액 응고 인자 증가 (과응고 상태 경향) 등 **심혈관계 변화.**
- 환기량 증가 등 **호흡기계 변화.**
- 오심, 구토(입덧), 위장관 운동성 변화 등 **소화기계 변화.**
- 이 외에도 면역, 신장, 비뇨기계 등 전신적인 변화 동반.

진단 기준/방법
- **추정적 징후**: 월경 중단(무월경), 입덧 등.
- **확정적 진단**
  - **임신 반응 검사**: 소변 또는 혈액 내 hCG(인간 융모성 성선자극호르몬) 검출.
  - **초음파 검사**: 자궁 내 임신낭, 난황낭, 배아/태아 및 심박동 확인.

2

임신 및 수유 환자의 임상증상

───── 임신을 하시면 아기를 건강하게 키우기 위해 엄마 몸에 정말 많은 놀라운 변화들이 일어나요. 몸 전체의 호르몬 균형이 달라지고, 심장이나 폐, 소화기관들도 임신 전과는 다르게 움직이죠.

예를 들어, 아기에게 충분한 영양분을 보내주기 위해 몸속 피의 양이 거의 40%나 늘어나고, 심장도 더 많은 피를 내보내기 위해 전보다 더 빠르고 힘차게 뛰게 돼요. 혈압도 임신 시기에 따라 조금씩 변할 수 있고요. 피는 많아져도 약간 빈혈기가 생길 수도 있고, 반대로 피는 더 잘 굳는 상태가 되기도 해요.

또 숨쉬기가 좀 답답하게 느껴지거나, 입맛이 변하거나, 입덧 때문에 메슥거리고 토하는 증상도 흔하게 겪으실 수 있어요. 특히 임신 막달에는 배가 많이 불러오면서 등을 대고 똑바로 누우면 갑자기 혈압이 뚝 떨어져서 어지럽고 숨쉬기 힘들어지는 '앙와위 저혈압 증후군'이 생길 수도 있어요. 그래서 저희가 치과치료를 할 때는 이런 점을 고려해서 약간 왼쪽으로 돌아누우시는 편안한 자세를 잡아드릴 거예요.

입안에도 변화가 생길 수 있는데요. 호르몬 때문에 잇몸이 쉽게 붓고 피가 나는 '임신성 치은염'이나, 잇몸에 혹처럼 볼록하게 자라는 '임신성 종양(화농성 육아종)'이 생기기도 한답니다.

그리고 아기에게 젖을 먹이는 수유기 동안에는 엄마가 먹는 약 성분이 모유를 통해서 아기에게 전달될 수도 있기 때문에, 약을 사용할 때는 항상 의사 선생님이나 약사 선생님과 상의해서 아기에게 안전한지 확인하는 것이 정말 중요해요.

요약 SUMMUARY

전신적 변화
- 내분비계, 심혈관계, 호흡기계, 소화기계 등 다양한 시스템에서 생리적 변화 발생.

심혈관계 변화
- **혈액량 증가**: 약 40% 증가.
- **심박출량 증가**: 30~40% 증가.
- 심박수 증가.
- 혈압 변화(시기별 변동성).
- **앙와위 저혈압 증후군**
  - **시기**: 주로 임신 말기.
  - **원인**: 임신 자궁에 의한 하대정맥 압박.
  - **증상**: 바로 누운 자세에서 급격한 혈압 강하, 서맥(느린 맥박), 발한, 오심, 쇠약감, 호흡곤란.
  - **예방/대처**: 환자를 **좌측위**(왼쪽으로 돌아누움)로 자세 변경.

혈액관련 변화

- 생리적 빈혈.
- 백혈구 수 증가.
- 혈액 응고 인자 증가(과응고성 경향).

기타 전신 증상

- 호흡곤란.
- 미각 변화.
- 오심 및 구토(입덧).

구강 내 합병증(호르몬 변화 관련)

- **임신성 치은염**: 잇몸 염증 및 출혈 증가.
- **화농성 육아종**: 잇몸에 발생하는 양성 종양성 병변.

수유기 고려 사항

- 복용 약물이 모유를 통해 영아에게 전달될 수 있으므로, 약물 사용 전 반드시 전문가(의사, 약사)와 상의 필요.

3

임신 및 수유 환자의
치과치료 시 고려 사항

임신 중에는 언제 치과치료를 받는지가 중요할 수 있어요. 아기의 건강과 엄마의 편안함을 모두 고려해야 하거든요.

- **임신 첫 3개월(임신 1기)**: 이때는 뱃속 아기의 중요한 장기들이 막 만들어지는 아주 아주 중요한 시기예요. 그래서 혹시라도 아기에게 영향을 줄 수 있기 때문에, 정말 꼭 필요한 응급상황이 아니라면 웬만한 치과치료는 이 시기를 피해서 받는 것이 좋아요.
- **임신 4개월부터 6개월까지(임신 2기)**: 이 시기가 임신 기간 중 몸이 비교적 안정되고 편안해서 치과치료를 받기에 가장 좋은 때랍니다. 그래서 필요한 치료가 있다면 이때 받으시는 것을 가장 추천해 드려요.
- **임신 7개월 이후(임신 3기)**: 배가 많이 불러오면서 누워 있는 것도 힘들어지고, 조산의 위험도 조금씩 커지는 시기죠. 그래서 3기 초반까

지는 괜찮을 수 있지만, 특히 막달에 가까워질수록 꼭 급한 치료가 아니라면 아기를 낳으신 후로 미루는 것이 더 안전할 수 있어요. 만약 이 시기에 치료를 받으셔야 한다면, 저희가 치료 시간을 최대한 짧게 하고, 의자를 완전히 눕히기보다는 약간 세운 자세(반쯤 누운 자세)로 편안하게 치료받으실 수 있도록 도와드릴 거예요. 그래도 가능하면 급하지 않은 치료는 미루는 것이 좋답니다.

임신 중에 혹시 엑스레이 촬영이 필요하다면 배를 가리는 납으로 된 보호복을 꼭 착용해서 아기에게 방사선이 가지 않도록 하고, 약 사용도 꼭 필요한 경우에만 가장 안전한 종류로 최소한만 사용하려고 해요.

그리고 아기에게 모유 수유를 하시는 동안에는요, 혹시 약을 드셔야 한다면 아기에게 젖을 먹이신 바로 직후에 드시는 것이 좋아요. 그리고 나서 다음 젖을 먹이기까지는 최소 4시간 정도 시간을 두시는 것이 엄마가 드신 약 성분이 아기에게 덜 전달되게 하는 좋은 방법이랍니다.

요약 SUMMUARY

임신 시기별 치료 지침

- **임신 1기**(임신 3개월)
  - **특징**: 태아 기관 형성기(가장 민감한 시기).
  - **권장**: 응급 처치를 제외한 모든 치과치료 연기.
- **임신 2기**(임신 4개월~6개월)
  - **특징**: 태아 및 산모 상태 비교적 안정, 치과치료 최적기.
  - **권장**: 일반적인 치과치료(충치, 잇몸 관리 등) 가능.
- **임신 3기**(임신 7개월 이후)
  - **특징**: 앙와위 저혈압 증후군 위험 증가, 조산 위험 증가, 산모 불편감 증가.
  - **권장**

초반: 간단한 치료 가능하나 주의 필요.

후반(특히 막달): **비응급 치료는 출산 후로 연기** 권장.

부득이한 치료 시: **짧은 진료 시간, 반좌위**(Semi-Supine) **자세** 유지.

임신 중 일반 주의사항

- **방사선 촬영**: 필요한 경우에 한해 **납 방어복 및 갑상선 보호대** 착용 후 최소한으로 시행.
- **약물 사용**: **최소화** 원칙. 모든 약물 사용 전 태아 안전성(FDA 카테고리 등) 확인 및 전문가(의사/약사) 상담 필수.

4

임신 및 수유 환자의
치과치료 계획의 변경

———— 임신 중이라고 해서 저희가 치과치료를 하는 기술이나 방법 자체가 특별히 달라지는 것은 아니에요. 하지만 몸 상태를 고려해서, 아주 큰 잇몸 수술이나 여러 개의 치아를 해 넣는 보철 치료처럼 규모가 큰 치료는 가능하면 아기를 낳으신 후로 미루는 것이 더 좋을 수 있답니다.

그리고 치과 엑스레이 촬영에 대해 걱정하시는 분들이 많으신데요, 저희는 꼭 필요한 경우에만, 그것도 가장 적은 횟수로 찍으려고 항상 노력하고 있어요. 촬영할 때는 반드시 배 전체를 가리는 납으로 된 보호복(납 방어복)을 입고 찍기 때문에 아기에게 방사선이 전달되는 양은 정말 아주 아주 미미해요. 너무 걱정하지 않으셔도 괜찮습니다. 실제로 이렇게 보호복을 착용하고 치과 엑스레이 사진 두 장 정도 찍을 때 아기나 생식선이 받는 방사선 양은요, 우리가 평소 일상생활에서 자연으로부터 매일 받는 방사선 양보다도 700배나 적은 아주 적은 양이라고 하니 안심하셔도 좋습니다.

> **요약** SUMMARY

치료 계획
- **기술**: 대부분의 치과치료 시 **특별한 기술적 변경은 필요하지 않습니다**.
- **시기 조정**: 주요 외과적 수술이나 광범위한 보철 치료는 가급적 **출산 이후**로 연기하는 것이 권장됩니다.

방사선(X-ray) 촬영
- **빈도**: **진단에 꼭 필요한 경우에만 최소한**으로 시행합니다.
- **보호**: 촬영 시 **반드시 납 방어복 및 갑상선 보호대를 착용**해야 합니다.
- **안전성**: 납 방어복 착용 시 태아 및 생식선에 대한 방사선 피폭량은 **극히 낮으므로** 안전합니다.

5

임신 및 수유 환자의
치과치료 시 약물 사용의 주의사항

　　　　　　임신 중에는 약을 사용하는 것에 대해 아주 아주 조심해야 해요. 특히 뱃속 아기의 중요한 몸 기관들이 만들어지는 임신 첫 3개월 동안은 가능하면 어떤 종류의 약이든 피하는 것이 가장 안전하답니다.

　물론 꼭 약이 필요한 상황도 있겠죠? 그럴 때는 비교적 안전하다고 알려진 약을 신중하게 사용해요. 예를 들어 아프실 때 드시는 진통제 중에서는 '타이레놀(아세트아미노펜 성분)'이 안전한 편이고요, 혹시 감염 때문에 항생제가 필요하다면 '페니실린' 계열 약이 괜찮아요. 치과치료 할 때 쓰는 국소 마취 주사도 에피네프린이라는 성분이 들어 있더라도, 꼭 필요한 만큼만 아주 적은 양을 사용하면 비교적 안전하게 쓸 수 있어요.

　하지만 절대로 사용하면 안 되는 약도 있어요. '테트라사이클린'이라는 항생제는 아기의 이 색깔을 누렇게 변하게 하거나 뼈가 자라는 것을 방해할 수 있기 때문에 임신 중에는 절대로 사용하지 않아요. 또

'아스피린'이나 '이부프로펜' 같은 소염진통제는 특히 임신 후반기에 위험할 수 있어서 피해야 하고요. 마음을 안정시키는 항불안제 같은 약도 가능하면 임신 중에는 사용하지 않는 것이 좋습니다.

그리고 아기에게 모유 수유를 하시는 동안에는 엄마가 먹는 약 성분이 젖을 통해 아기에게 전달될 수 있어서 약을 고를 때 아주 신중해야해요. 만약 약을 꼭 드셔야 한다면, 아기에게 젖을 먹이신 바로 직후에 드시는 것이 좋아요. 그리고 다음번 젖을 먹이기 전까지 적어도 4시간 정도 시간을 두시면, 아기에게 전달되는 약의 양을 조금이나마 줄일 수 있답니다.

요약 SUMMUARY

임신 중 약물 사용 원칙

- **최소화 원칙**: 가능하면 모든 약물 투여를 피하는 것이 바람직합니다.
- **임신 1기**(첫 3개월): 태아 기관 형성기로 약물에 가장 민감한 시기이므로 **특히 주의**가 필요하며, 응급상황 외 약물 사용은 피해야 합니다.

비교적 안전한 약물(필요시 고려)

- **진통제**: 아세트아미노펜(Acetaminophen, 예: 타이레놀)
- **항생제**: 페니실린(Penicillin) 계열, 세팔로스포린(Cephalosporin), 에리스로마이신(Erythromycin)
- **국소 마취제**: 리도카인(Lidocaine)

주의 또는 금기 약물(임신 중)

- **아스피린/NSAIDs**: 임신 후기 사용 시 태아 동맥관 조기 폐쇄 등 위험
- **테트라사이클린**(Tetracycline): 태아 치아 착색 및 골 형성 억제 –〉 절대 금기
- **항불안제**(Anxiolytics): 태아 위험 가능성 –〉 가능한 사용 회피

수유 중 약물 사용

- **주의**: 약물이 모유를 통해 영아에게 전달될 수 있으므로 **신중한 약물 선택** 및 전문가 상담 필수.
- **복용 시점**: 모유 수유 직후 약물 복용 권장.
- **수유 간격**: 약물 복용 후 다음 수유까지 최소 4시간 이상 간격 유지 권장(약물 전달 최소화).

6

임신 및 수유 환자의 구강 관리 시 주의사항

———— 임신 중에는 몸의 호르몬 변화 때문에 입안에도 몇 가지 변화가 생기기 쉬워요. 가장 흔한 것이 '임신성 치은염'인데요, 잇몸이 평소보다 더 잘 붓고 피가 나기 쉬운 상태가 되는 거예요. 입안에 있는 세균이나 치석 같은 작은 자극에도 잇몸이 좀 더 예민하게 반응해서 그렇죠. 그래서 이 시기에는 꼼꼼하게 양치질하고 치실도 잘 사용해 주시고, 정기적으로 치과에 오셔서 스케일링 같은 잇몸 관리를 받으시는 게 정말 중요하답니다.

가끔 잇몸에 빨갛게 볼록 튀어나오는 '임신성 종양(화농성 육아종이라고도 해요)'이 생기기도 하는데요, 이건 암은 아니지만 자꾸 피가 나거나 음식을 씹을 때 불편하면 간단하게 제거하는 치료를 고려해 볼 수 있어요.

그리고 입덧 때문에 혹시 토를 자주 하신다면, 토한 후에 바로 칫솔질하는 것은 잠깐 피해주세요. 위산 때문에 약해진 치아 표면이 칫솔질로

긁힐 수 있거든요. 대신 물로 먼저 입안을 깨끗하게 헹궈내시고, 조금 있다가 부드럽게 칫솔질해 주시는 것이 치아를 보호하는 방법이에요.

아, 그리고 "임신하면 아기한테 칼슘을 다 뺏겨서 이가 약해진다."는 말은 사실 오해랍니다 우리 몸의 치아는 칼슘이 쉽게 빠져나가는 곳이 아니에요. 물론 엄마와 아기의 뼈 건강을 위해서는 칼슘을 충분히 드시는 것이 중요하지만요.

마지막으로, 아기에게 모유 수유를 하시는 동안에는 엄마가 드시는 약이 아기에게 전달될 수 있으니, 어떤 약이든 드시기 전에는 항상 괜찮은지 확인하는 습관, 잊지 마세요

요약 SUMMUARY

임신성 치은염

- **원인**: 임신 중 호르몬 변화(에스트로겐, 프로게스테론 증가) 및 국소 자극(플라크 등)에 대한 과민 반응.
- **증상**: 잇몸 발적, 부종, 출혈 용이성 증가.
- **관리**: 철저한 개인 구강 위생 관리(칫솔질, 치실 등) 및 정기적인 전문가 관리(스케일링, 치석 제거) 필수.

화농성 육아종

- **특징**: 임신 중 잇몸 등에 발생하는 양성 혈관성 병변.
- **관리**: 자연 소실되기도 하나, 출혈이나 저작 장애 유발 시 외과적 절제 또는 레이저 절제 고려.

구토(입덧) 관련 치아 관리

- **주의**: 구토 직후 칫솔질은 위산으로 인한 치아 부식(Erosion)을 악화시킬 수 있어 **피해야 함.**

- 권장: 구토 후 물 또는 약알칼리성 용액(예: 베이킹소다 희석액)으로 입안을 헹군 뒤, 약 30분~1시간 후 칫솔질 시행.

칼슘과 치아 건강

- **오해 정정**: 임신 중 태아에게 칼슘을 빼앗겨 산모의 치아가 약해진다는 것은 과학적 근거가 부족한 오해임(치아는 칼슘의 주요 저장고가 아님).
- **참고**: 임신/수유 중 산모와 태아/영아의 골격 건강을 위해 적절한 칼슘 섭취는 중요함.

수유 중 약물 복용

- 모유를 통해 약물이 영아에게 전달될 수 있으므로, 치과 약물(항생제, 진통제 등) 복용 시 **항상 주의 및 전문가 상담 필요**(복용 시점 등은 이전 항목 참고).

| 8장 |

천식

천식을 고려하지 않고 치과치료를 진행했을 때 발생한 문제 사례

사례 1
박 모 씨(남성, 45세)는 만성 천식 환자로, 최근 치과에 방문하여 충치 치료를 받았습니다. 치료 중 사용된 치과 재료의 강한 냄새로 인해 갑작스러운 호흡곤란과 쌕쌕거림이 나타났습니다. 치과 의료진은 즉시 치료를 중단하고, 환자가 가지고 있던 흡입용 기관지 확장제를 사용하도록 도왔으며, 상태가 안정될 때까지 관찰했습니다.

사례 2
김 모 군(남성, 7세)은 기관지 천식과 편도 증식증을 앓고 있었으며, 상악 정중부 과잉치 발치를 위해 치과를 방문했습니다. 진정요법을 시행하던 중 구강과 인두 부위의 분비물이 과다하게 정체되어 기도 폐쇄와 호흡 장애가 발생했습니다. 의료진은 즉시 흡인기를 사용하여 분비물을 제거하고, 환자의 호흡을 안정시켰습니다.
천식 환자나 상기도 질환이 있는 환자에게 진정요법을 시행할 경우, 기도 폐쇄와 호흡 장애의 위험이 높아지므로 특별한 주의가 필요합니다.

사례 3
이 모 씨(남성, 73세)는 치과 임플란트 시술 중 나사가 기도로 넘어가는 사고를 겪었습니다. 의료진은 즉시 대응하여 나사를 제거하고, 환자의 상태를 안정시켰습니다.
치과 료 중 이물질이 기도로 흡인되는 사고는 특히 고령자나 기침 반사가 약한 환자에게서 발생할 수 있으므로, 의료진의 주의가 필요합니다.

1

천식의 정의 및 진단 기준

───── '천식'이라는 것은, 우리 숨 쉬는 길, 즉 기관지에 오랫동안 염증이 있어서 기관지가 아주 예민해져 있는 상태를 말해요. 그래서 여러 가지 자극(예: 찬 공기, 운동, 알레르기 물질 등)에 쉽게 반응해서 갑자기 숨쉬기가 힘들어지고('숨이 차다'고 하죠), 숨 쉴 때 '쌕쌕'거리는 소리가 나거나, 기침이 반복적으로 나타나는 호흡기 질환이랍니다.

병원에서는 보통 환자분이 이런 증상들을 반복적으로 겪으시는지 이야기를 들어보고, 또 '폐 기능 검사'라는 것을 하는데요. 이건 숨을 크게 들이쉬었다가 힘껏 내쉬어 보는 검사인데, 특히 기관지를 넓혀주는 약(흡입기 같은 것)을 사용하기 전과 후의 숨 쉬는 능력을 비교해 봐요. 그래서 약을 사용한 후에 1초 동안 내쉴 수 있는 숨의 양(FEV1이라고 해요)이 12% 이상 눈에 띄게 좋아지면 '아, 천식이 맞구나' 하고 진단하는 데 중요한 기준이 된답니다.

요약 SUMMUARY

정의
- 기도의 만성적인 염증 반응으로 인해 발생하는 기관지의 과민성 증가 및 가역적인 기도 폐쇄를 특징으로 하는 호흡기 질환.

주요 증상(반복적 발생)
- 호흡곤란(숨참).
- 천명(쌕쌕거림).
- 기침.
- 가슴 답답함.

진단 기준
- **임상증상**: 상기 호흡기 증상들의 반복적인 발생 및 특정 유발 요인에 의한 악화 패턴 확인.
- **폐 기능 검사**
    - 기관지 확장제 반응 검사: 기관지 확장제 투여 후, FEV1(1초간 노력성 호기량) 수치가 투여 전 대비 **12% 이상 증가**하는 것을 확인(기도 수축의 가역성 증명).

2

천식 환자의
임상증상

───── 천식이 있으면 숨 쉬는 것이 가끔 힘들어질 수 있어요. 갑자기 숨이 차오르거나, 숨을 쉴 때 가슴에서 '쌕쌕' 또는 '휘익' 하는 소리가 들리기도 하고, 마른기침이 자꾸 나올 수도 있답니다. 이런 증상들은 이상하게 밤이나 새벽에 더 심해지는 경우가 많고요. 운동을 하거나 찬 바람을 쐬거나, 혹은 꽃가루나 집먼지진드기 같은 알레르기를 일으키는 물질에 닿았을 때 확 나빠지는 경향이 있어요.

만약 증상이 아주 심해지면 정말 위험할 수 있는데요, 숨이 너무 차서 말 한마디를 끝까지 하기 어렵거나, 숨 쉬는 횟수가 눈에 띄게 빨라지고, 심장 박동도 같이 빨라지는 증상이 나타날 수 있어요. 이럴 때는 즉시 응급 처치가 필요할 수 있답니다.

요약 SUMMARY

핵심 증상(반복적, 가변적)

- **호흡곤란**: 숨이 차거나 답답한 느낌.
- **천명**: 숨 쉴 때 나는 쌕쌕거리는 소리.
- **기침**: 주로 밤이나 새벽에 심해지는 마른기침.
- **가슴 답답함**.

증상 발현 양상 및 악화 요인

- 주로 **야간이나 이른 새벽**에 증상 악화.
- **유발/악화 요인**: 운동, 찬 공기 노출, 알레르겐(집먼지진드기, 꽃가루, 동물 털 등), 감기(바이러스 감염), 스트레스, 특정 약물(아스피린 등), 대기오염 등.

중증 발작 시 증상

- 대화 곤란(단어 단위로 끊어 말함).
- 빈호흡(호흡수 증가).
- 빈맥(맥박수 증가).
- 보조 호흡근 사용(숨 쉴 때 어깨나 목 근육이 같이 움직임).
- 청색증(입술이나 손톱이 파랗게 변함 – 심한 산소 부족 상태).
- 의식 저하.

3

천식 환자의
치과치료 시 고려 사항

———— 천식이 있으신 분들은 치과치료를 받으실 때 저희가 가장 신경 쓰는 점은 바로 치료 중에 갑자기 숨쉬기 힘들어지는 '급성 발작'이 생기지 않도록 미리 조심하는 거예요. 그래서 치료를 시작하기 전에는 꼭 몇 가지를 여쭤보고 확인한답니다. 예를 들면, 환자분의 천식이 평소에 어느 정도로 심하신지 (경증, 중등도, 중증 같은 단계요), 지금 어떤 약, 특히 어떤 종류의 흡입기를 얼마나 자주 사용하고 계신지, 또 최근 3개월 안에 혹시 천식 때문에 응급실에 가신 적은 없는지, 그리고 폐 기능 검사 결과는 어떠셨는지 같은 것들이죠. 이런 정보들을 저희가 미리 알고 있어야 환자분께 가장 안전한 방법으로 치료 계획을 세울 수 있거든요.

만약 천식 증상이 중간 정도 이상으로 심하신 분이라면, 치료를 시작하기 전에 미리 예방 차원에서 기관지를 넓혀주는 흡입기를 한 번 사용하고 시작하는 것이 도움이 될 수 있어요. 또 치과치료에 대한 불안감이 너무 크시면 그 긴장감 때문에도 발작이 올 수 있기 때문에, 필요하다면 마음을 편안하게 해드리는 '진정 요법(웃음 가스나 먹는 약 같은 방법)'을 사용하는 것도 고려해 볼 수 있답니다. 그리고 치과에서 사용하는 재료 중에 혹시 냄새가 너무 강해서 자극이 될만한 것들은 피하거나, 환기를 잘 시키는 등 치료 환경에도 신경을 쓰고 있어요.

요약 SUMMUARY

핵심 목표
- 치과치료 중 급성 천식 발작의 예방.

치료 전 필수 확인 사항
- **천식 중증도**: 환자의 천식 분류(경증, 중등도, 중증 등) 확인.
- **현재 사용 약물**: 복용 중인 모든 약물, 특히 사용 중인 흡입기(조절제/증상 완화제) 종류, 용량, 사용 빈도 확인.
- **최근 발작/응급 이력**: 최근(예: 3개월 이내) 천식 발작으로 인한 응급실 방문 또는 입원 여부 확인.
- **최근 폐 기능 검사 결과**: 가능한 경우, 최근 폐활량 측정 검사 결과 확인.

진료 시 고려 및 주의점
- **예방적 기관지 확장제 사용**: 중등도 이상 또는 조절되지 않는 천식 환자의 경우, 치료 시작 전 **속효성 베타-2 작용제**(SABA) **흡입기 사용** 고려(환자가 평소 사용하는 구제 흡입기 지참 필수).
- **불안 관리**: 환자의 불안 및 스트레스 감소 노력. 필요시 진정 요법(경구 항불안제) 사용 고려.
- **유발 물질 회피**: 냄새 자극이 강한 치과 재료(예: 메틸메타크릴레이트(MMA) 레진액) 사용 시 **환기 철저** 등 주의.

4

천식 환자의
치과치료 계획의 변경

───── 천식이 있으시다고 해서 치과치료를 너무 걱정하실 필요는 없어요. 평소에 꾸준히 관리 잘하시고 증상 조절이 잘되고 있다면, 대부분의 일반적인 치과치료는 문제없이 받으실 수 있거든요.

하지만 몇 가지 상황에서는 조금 더 주의하거나 계획을 조절하는 것이 좋아요. 예를 들어, 최근에 천식 증상이 좀 심했거나 상태가 불안정하다고 느끼신다면, 만약을 대비해서 응급상황 준비를 하는 것이 중요하고요, 치료를 받기 전에 주치의 선생님(내과의사)과 먼저 상의해서 지금 치료받아도 괜찮을지, 아니면 좀 미루는 것이 좋을지 등을 결정하는 것이 안전해요.

천식 증상이 중간 정도 이상으로 좀 있으신 분들은요, 오전보다는 오후 늦게 치료 약속을 잡는 것이 더 편하실 수 있어요. 그리고 치료 시작 전에 미리 기관지를 넓혀주는 흡입기를 한번 사용하고 시작하면 발작을 예방하는 데 도움이 될 수 있답니다. 치료 시간도 너무 길지 않게 짧게 잡는 것이 좋고요.

특히 평소에도 발작 위험이 좀 높으신 편이라면, 치과에 오실 때는 꼭 항상 사용하시는 흡입기를 잊지 말고 챙겨 오셔야 해요. 그리고 치료 전에 주치의 선생님과 한번 상의하고 오시는 것이 가장 안전한 방법이랍니다.

요약 SUMMUARY

기본 원칙

- 천식이 **잘 조절되고 있는**(Well-Controlled) 환자는 대부분의 일반적인 치과치료 가능.

조정이 필요한 경우

- **증상이 불안정하거나 최근 악화된 경우**
    - 응급상황에 대한 대비 필수.
    - 치료 전 **내과의사**(주치의)**와 상담**하여 치료 시기 조절 권장.
- **중등도 이상**(Moderate to Severe) **천식 환자**
    - 치료 시간은 **짧게** 계획.
    - **오후 늦은 시간** 진료 고려(오전 증상 악화 가능성).
    - 치료 전 **속효성 기관지 확장제 사용** 계획 고려.
- **발작 위험이 높은**(High-Risk) **환자**
    - **반드시 본인의 흡입기 지참**하도록 안내.
    - **내과의사**(주치의)**와의 협진 후** 치료 진행 권장.

5

천식 환자의 치과치료 시 약물 사용의 주의사항

천식이 있으신 분들은 치과치료 중에 사용하는 약도 조금 신경 써서 골라야 해요. 어떤 약들은 잘못 사용하면 천식 발작을 일으킬 수 있거든요.

예를 들어, 아스피린이나 이부프로펜 같은 소염진통제(NSAIDs)는 천식 발작을 유발할 수 있기 때문에 꼭 피해야 하는 대표적인 약이에요. 또, 아편 성분이 들어간 강한 진통제나 바르비투르산 계열의 진정제 같은 약들도 몸 안에서 히스타민이라는 물질을 나오게 해서 발작 위험을 높일 수 있으니 사용하지 않는 것이 좋아요.

그래서 만약 치료 후에 아프시다면 진통제로는 '타이레놀(아세트아미노펜 성분)'을 드시는 것이 가장 안전하고요.

혹시 평소에 천식 때문에 '테오필린' 성분의 약을 드시고 계시다면, '에리트로마이신' 같은 일부 항생제와는 서로 안 좋은 영향을 줄 수 있으니,

이 약을 드시고 있다는 사실을 꼭 저희에게 미리 말씀해 주셔야 해요

요약 SUMMARY

사용 금지 또는 회피 약물

- **아스피린**(Aspirin) **및 NSAIDs**(비스테로이드성 소염진통제, 예: 이부프로펜): 천식 발작 유발 가능성 높음 → **금기/회피.**
- **아편계 진통제**(Opioids) **및 바르비투르산염**(Barbiturates): 히스타민 유리(방출) 가능성 → 발작 위험 증가 → **회피 권장.**
- **아황산염**(Sulfite, 보존제) **함유 국소 마취제**: (종종 에피네프린/레보노르데프린 함유 제제에 포함됨) 천식 발작 유발 가능성 → **회피 권장**(특히 중등도 이상 천식 환자).

비교적 안전한 대체 약물

- **진통제**: 아세트아미노펜(Acetaminophen, 상품명: 타이레놀 등).

약물 상호작용 주의

- **테오필린**(Theophylline) **복용 환자**: 마크롤라이드(Macrolide) 계열 항생제(예: 에리트로마이신, 클라리트로마이신)와 병용 시 테오필린 독성 위험 증가 → **병용 주의 또는 대체 항생제 고려**(의료진 확인 필수).

천식 환자의
구강 관리 시 주의사항

       천식 때문에 사용하시는 약, 특히 매일 뿌리는 흡입기 중에는 입안을 마르게 하거나 잇몸에 염증, 충치, 심지어 입안에 하얗게 곰팡이(칸디다증)가 생기게 할 수도 있는 성분이 있을 수 있어요. 그래서 특히 흡입기를 사용하신 직후에는 꼭 물로 입안을 깨끗하게 헹궈주시는 습관이 아주 중요하답니다. 물론 평소에도 꼼꼼하게 양치질하시고 치실도 잘 사용해 주시는 등 입안 청결에 신경 써주시는 것이 좋고요.

  그리고 3개월에서 6개월에 한 번씩은 정기적으로 치과에 오셔서 입안 상태를 점검받고 스케일링 같은 전문적인 관리도 받으시는 것이 이런 문제들을 예방하는 데 큰 도움이 돼요. 혹시 약 때문에 입안에 문제가 생긴 것 같다고 느껴지시면 바로 저희에게 꼭 알려주시고요.

요약 SUMMUARY

천식 약물의 구강 부작용 가능성
- 구강 건조증.
- 치은염.
- 치아 우식증(충치).
- 구강 칸디다증(곰팡이 감염).

구강 관리 권장 사항
- **흡입기 사용 후**: (특히 스테로이드 포함 시) 반드시 물로 입안 헹구기.
- **일상 관리**: 철저한 칫솔질 및 치실/치간칫솔 사용 등 개인 구강 위생 관리 철저.
- **전문가 관리**: 정기적인 치과 검진(3~6개월 간격) 및 전문가 치석 제거(스케일링) 권장.
- **이상 시 보고**: 약물 부작용으로 의심되는 구강 문제 발생 시 즉시 치과의사에게 알릴 것.

치과 내 응급상황 대비
- **필수 준비물**: 환자 본인 구제 흡입기(또는 예비용), 산소 공급 장비, 에피네프린 주사(1:1000 농도), 스테로이드 주사제 등.

치료 중 천식 발작 시 대처 순서
1. **즉시** 환자의 속효성 기관지 확장제(구제 흡입기) 사용.
2. **산소 공급.**
3. **중증 또는 반응 없을 시**: 에피네프린 주사(1:1000 농도, 0.3~0.5mL 근육 또는 피하 주사) 투여 고려 및 **즉시 응급 의료 시스템**(119) **연락.**

| 9장 |

신부전 및 투석

신장질환을 고려하지 않고 치과치료를 진행했을 때 발생한 문제 사례

사례 1

장은 씨(여성, 55세)는 만성 신부전으로 주 3회 투석 치료를 받고 있었습니다. 치아 치료를 위해 치과를 방문하였으나, 신장 기능 저하로 인한 약물 대사 문제에 대해 충분히 고려하지 않았습니다.

치료 후 처방받은 진통제를 복용한 후 메스꺼움과 어지러움을 호소하며 병원을 방문하였고, 이는 약물의 신장 배설 저하로 인한 부작용으로 확인되었습니다. 이 사례는 신장질환 환자가 치과치료 시 약물 선택과 용량 조절에 주의가 필요함을 보여줍니다.

사례 2

박 모 씨(남성, 62세)는 만성 신부전으로 투석 치료를 받고 있었습니다. 치과치료 시 사용된 약물이 신장에 부담을 주어 부작용이 발생하였으며, 이는 약물 선택 시 신장 기능을 고려하지 않은 결과였습니다.

사례 3

정 모 씨(여성, 58세)는 신장 이식을 받은 후 면역억제제를 복용 중이었습니다. 치과 치료 후 감염이 발생하였으며, 이는 면역억제 상태를 충분히 고려하지 않은 치료 계획으로 인해 발생한 문제였습니다.

급성 신부전

1

급성 신부전의 정의 및 진단 기준

───── '급성 신부전'이라는 말을 들어보셨을까요? 이건 우리 몸에서 필터처럼 노폐물을 걸러주는 중요한 역할을 하는 콩팥(신장)의 기능이 갑자기 확 나빠진 상태를 말해요. 콩팥이 제 기능을 잘 못하게 되니까 몸 안에 쌓인 노폐물들이 제대로 빠져나가지 못하게 되는 거죠.

병원에서는 보통 피검사를 통해서 '크레아티닌'이나 '요소질소(BUN)' 같은 노폐물 수치가 갑자기 많이 높아졌는지를 확인하고요, 또 소변량이 평소보다 눈에 띄게 확 줄었는지를 보고 '아, 급성 신부전이구나' 하고 진단하게 된답니다.

요약 SUMMUARY

정의

- **신장**(콩팥) **기능**이 수 시간에서 수일에 걸쳐 갑자기 저하되는 상태.
- 이로 인해 **체내 노폐물**(대사산물) 및 수분, 전해질 등이 효과적으로 배설되지 못함.

주요 진단 기준

- **혈액 검사**: 혈청 크레아티닌(Creatinine) 및 혈액요소질소(BUN) 수치가 단기간 내에 급격히 상승.
- **소변량**: 소변 배출량이 현저히 감소.

2

급성 신부전 환자의
임상증상

콩팥 기능이 갑자기 나빠지는 급성 신부전이 생기면 우리 몸에 여러 가지 변화가 나타날 수 있어요. 가장 눈에 띄는 변화 중 하나는 소변량이 평소보다 확 줄거나 아예 잘 안 나오는 것일 수 있고요. 또 몸이 붓거나, 속이 메슥거리고 토하는 증상이 나타나기도 해요.

상태가 좀 더 심각해지면, 우리 몸속의 중요한 성분들(전해질이라고 불러요)의 균형이 깨져서 다른 문제를 일으킬 수도 있고, 의식이 좀 흐릿해지거나, 심장이 불규칙하게 뛰는 부정맥이 생기거나, 혈압이 높아지는 등 위험한 상황이 생길 수도 있어요.

그리고 몸 전체의 면역력이나 상태가 안 좋아지기 때문에, 치과치료를 받을 때 평소보다 감염이 생길 위험도 더 높아질 수 있답니다.

요약 SUMMUARY

소변량 변화
- **핍뇨**: 소변량이 현저히 감소함.
- **무뇨**: 소변이 거의 또는 전혀 나오지 않음.

전신 증상
- **부종**: 몸이 붓는 증상.
- **구역 및 구토.**

주요 합병증
- **전해질 불균형**: 다양한 전신 문제를 유발할 수 있음.
- **의식 저하.**
- **부정맥**(Arrhythmia): 심장 박동 이상.
- **고혈압.**

치과치료 관련 영향
- 치과치료 시 **감염의 위험 증가**.

③ 급성 신부전 환자의 치과치료
치과치료 시 고려 사항

───── 콩팥 기능이 갑자기 안 좋아지신 급성 신부전 환자분들을 치과에서 치료할 때는 저희가 몇 가지 점들을 더 꼼꼼하게 살펴보고 조심해야 해요.

우선 치료를 시작하기 전에 환자분의 몸 전체 상태가 어떤지 아주 자세히 확인하는 것이 중요하고요. 또, 사용하는 약 중에서도 혹시 콩팥에 부담을 줄 수 있는 약은 되도록 피해야 해요. 치료하는 동안에는 감염이 생기지 않도록 위생 관리에 특별히 더 신경을 써야 하고요. 만약 이를 뽑거나 잇몸 수술처럼 피가 날 수 있는 치료가 필요하다면, 다른 분들보다 피가 잘 멎지 않을 가능성도 생각해서 더욱 신중하게 진단하고 치료를 진행해야 한답니다.

요약 SUMMUARY

- **전신 상태 평가**: 치료 시작 전, 환자의 전신 건강 상태를 반드시 철저하게 평가해야 합니다.
- **약물 사용 주의**: 신장에 독성을 유발하거나 부담을 줄 수 있는 약물(신독성 약물)의 사용은 피해야 합니다.
- **감염 예방**: 치료 과정 중 감염이 발생하지 않도록 표준 감염 관리 절차를 더욱 철저히 준수하고 각별히 주의해야 합니다.
- **출혈 가능성 유의**: 외과적인 시술(수술, 발치 등) 시에는 출혈 경향이 증가할 수 있으므로, 이를 염두에 두고 신중한 진단 및 지혈 조치를 포함한 진료 계획 수립이 필요합니다.

4

급성 신부전 환자의
치과치료 계획의 변경

───── 콩팥 기능이 갑자기 나빠진 급성 신부전 상태일 때는, 몸이 먼저 회복하는 것이 가장 중요해요. 그래서 당장 꼭 해야 하는 치료가 아니라면, 치과치료는 가능한 한 조금 뒤로 미루고 콩팥 기능이 어느 정도 다시 좋아진 다음에 받으시는 것이 환자분께 더 안전하고 좋답니다.

하지만 만약에 치통이 너무 심하거나 꼭 빨리 치료해야만 하는 응급 상황이라면, 치료를 무조건 미룰 수는 없겠죠. 그럴 때는 반드시 환자분의 몸 상태를 가장 잘 아시는 주치의 선생님과 저희 치과가 미리 상의해서 언제, 어떤 방법으로 치료하는 것이 지금 상태에서 가장 안전할지 신중하게 결정하고 진행해야 해요.

요약 SUMMUARY

기본 원칙
- 응급상황이 아닌 **일반적인 치과치료는 가능한 연기**하는 것이 권장됩니다.
- **신장 기능이 일정 수준 이상 회복된 후 치료를 진행**하는 것이 바람직합니다.

긴급 치료 필요시
- 즉각적인 치과치료가 불가피한 경우에는, 반드시 환자의 **내과 주치의와 사전에 상의**해야 합니다.
- 주치의와의 협의를 통해 환자 상태를 고려한 가장 안전한 치료 시기와 방법을 결정해야 합니다.

5

급성 신부전 환자의 치과치료 시 약물 사용의 주의사항

———— 콩팥 기능이 갑자기 나빠진 급성 신부전 상태일 때는 약을 사용하는 데 있어서도 아주 신중해야 해요. 왜냐하면 어떤 약들은 콩팥에 직접적인 부담을 줄 수 있거든요(이런 약을 '신독성 약물'이라고 불러요). 예를 들면 아미노글리코사이드 계열 항생제나 우리가 흔히 먹는 소염진통제(NSAIDs) 중 일부가 그럴 수 있어요. 그래서 이런 종류의 약은 가능하면 피하는 것이 환자분의 콩팥 건강에 더 좋답니다.

또, 콩팥 기능이 떨어져 있으면 우리 몸에 들어온 약 성분이 제대로 몸 밖으로 빠져나가지 못하고 안에 쌓이기 쉬워요. 그래서 보통 사람들보다 약의 양을 줄여서 사용해야 할 수도 있어요. 만약 잘못된 약을 쓰거나 양을 제대로 조절하지 못하면, 콩팥 상태가 더 나빠질 수도 있거든요.

그렇기 때문에 어떤 약을 사용할지, 또 얼마나 사용할지는 반드시 환자분의 몸 상태를 가장 잘 아시는 주치의 선생님과 저희 치과가 서로 상의해서 신중하게 결정해야만 합니다.

요약 SUMMUARY

신독성 약물 회피
- 신장에 독성을 유발할 수 있는 약물(예: 아미노글리코사이드 계열 항생제, NSAIDs 등)의 사용은 **반드시 피해야** 합니다.

용량 조절 필수
- 약물 투여 시, 신장 기능 저하로 인한 약물 배설 지연 및 체내 축적 가능성을 고려하여 **반드시 용량 조절**이 필요합니다.
- 부적절한 약물 사용이나 용량은 신기능을 더욱 악화시킬 수 있습니다.

내과의사(주치의) 상의 필수
- 치과치료에 필요한 약물(항생제, 진통제 등)의 사용 여부 및 적정 용량은 **반드시 환자의 내과 주치의와 상의**하여 결정해야 합니다.

6

급성 신부전 환자의 응급상황 관리 및 구강 관리 시 주의사항

치과에서 이를 뽑거나 잇몸 수술 같은 치료를 받으시게 된다면, 저희는 치료 중에 피가 많이 나거나 염증이 생기지 않도록 정말 최선을 다해서 조심스럽게 관리하고 있어요.

환자분께서는 평소에 꼼꼼하게 양치질해 주시고 구강 관리에 조금 더 신경 써주시는 것이 환자분의 건강을 지키는 데 가장 중요하다고 말씀드릴 수 있어요.

요약 SUMMUARY

시술/수술 시 관리
- 출혈 및 감염 관리에 최선을 다해야 합니다.

응급 시스템

- 응급상황 발생 시 즉시 신장 전문의에게 의뢰하고 협진할 수 있는 시스템 구축이 필요합니다.

만성 신부전

1

만성 신부전의 정의 및 진단 기준

———— '만성 신부전'이라는 말 들어보셨을까요? 이건 '급성 신부전'과 다르게 콩팥(신장) 기능이 갑자기 확 나빠지는 게 아니라, 오랜 시간에 걸쳐서 서서히 조금씩 기능이 떨어지는 상태를 말해요. 이렇게 콩팥 기능이 약해진 상태가 석 달(3개월) 이상 계속될 때 보통 '만성 신부전'이라고 부른답니다.

병원에서는 주로 피검사를 통해서 콩팥이 얼마나 열심히 일하고 있는지(노폐물을 잘 걸러내는지)를 보는 '사구체 여과율(GFR)'이라는 수치를 확인하는데요, 이 수치가 정상보다 많이 낮은 60점 아래로 떨어져 있거나, 또는 다른 검사를 통해 콩팥 기능이 이미 되돌리기 어려울 정도로 손상되었다는 것이 확인될 때 만성 신부전으로 진단하게 돼요.

요약 SUMMUARY

정의
- 신장 기능이 점진적으로 저하되어, 이러한 기능 이상 상태가 3개월 이상 지속되는 경우를 의미합니다.

진단 기준
다음 기준 중 하나 이상에 해당될 때 주로 진단됩니다.

- **사구체 여과율(GFR) 감소**: 혈액 검사 결과, GFR 수치가 60mL/min/1.73㎡ 미만으로 저하된 경우.
- **비가역적 신장 손상 확인**: GFR 수치와 관계없이, 영상 검사나 조직 검사 등을 통해 신장 기능의 회복 불가능한(비가역적인) 손상이 확인된 경우.

2

만성 신부전 환자의 임상증상

　　　　　　콩팥 기능이 서서히 나빠지는 만성 신부전이 있으면 몸에 여러 가지 변화나 불편함이 생길 수 있어요. 예를 들면, 늘 피곤하고 기운이 없게 느껴지거나(만성 피로, 빈혈 때문에 그럴 수 있어요), 몸이 붓거나 피부가 자꾸 가려울 수도 있고요. 또 밥맛이 없고 속이 메슥거리는 증상도 흔하게 나타날 수 있답니다.

　병이 좀 더 진행되면 입안에서도 변화가 느껴질 수 있는데요, 입안이 자꾸 마르거나, 다른 사람은 잘 모르지만 본인은 입에서 약간 암모니아 같은 냄새가 느껴지기도 하고, 음식 맛이 예전 같지 않게 느껴지거나 잇몸 같은 데서 피가 쉽게 날 수도 있어요.

　이런 직접적인 증상들 말고도, 몸속의 중요한 성분들(전해질)의 균형이 깨지거나 혈압 조절이 잘 안되는 문제, 피가 잘 멎지 않는 경향이 생기거나 몸의 저항력(면역력)이 약해져서 감염에 더 쉽게 걸리는 등의 숨어 있는 문제들도 함께 생길 수 있어요. 특히 면역력이 약해지면 치과에서 임플란트나 뼈이식 같은 치료를 받을 때 결과가 좋지 않을 수도 있어서 주의가 필요하답니다.

요약 SUMMUARY

전신 증상

- **피로감, 만성 피로.**
- 빈혈.
- **부종**: 몸이 붓는 증상.
- 피부 가려움증.
- 식욕 감퇴.
- 메스꺼움.

구강 증상

- 구강 건조증.
- **요독성 구취**: 입에서 나는 암모니아 냄새.
- 미각 변화.
- 잇몸 등 점막 출혈.

주요 관련 문제 및 위험

- 전해질 불균형.
- 혈압 조절 문제.
- **출혈 경향 증가.**
- **면역력 저하로 인한 감염 위험 증가**(이는 골이식 또는 임플란트 시술의 성공률에 영향을 미칠 수 있습니다).

3

만성 신부전 환자의
치과치료 시 고려 사항

만성 신부전이 있으신 분들은 임플란트 수술처럼 잇몸을 절개하거나 뼈에 직접 시술하는 치료를 받으실 때 저희가 몇 가지 더 조심해야 하는 부분들이 있어요. 왜냐하면 몸 상태 때문에 다른 분들보다 피가 조금 더 쉽게 멎지 않을 수도 있고, 또 감염에도 조금 더 약하실 수 있거든요.

그래서 이런 수술을 하기 전에는 반드시 피가 얼마나 잘 멎는지 확인하는 검사(혈소판 수치나 출혈 시간 등을 봐요)를 미리 해서 환자분의 상태를 정확히 파악하는 것이 중요해요. 그리고 수술하는 동안 감염이 생기지 않도록 모든 기구를 완벽하게 소독하고 아주 깨끗한 환경에서 진행해야 하고요. 수술 부위에서 피가 잘 멎도록 도와주는 특수한 재료(국소 지혈제라고 해요)를 사용하는 것도 꼭 필요하답니다. 이렇게 미리 꼼꼼하게 준비하고 조심해서 치료하면 훨씬 더 안전하게 좋은 결과를 얻을 수 있어요.

요약 SUMMUARY

주요 위험 요인

- **출혈 경향 증가**: 일반 환자에 비해 출혈이 더 쉽게 발생하거나 잘 멎지 않을 수 있음.
- **감염 취약성**: 면역 기능 저하 등으로 감염에 더 취약할 수 있음.

필수 고려 및 조치 사항

- **수술 전 평가**: 반드시 혈소판 수치, 출혈 시간 등 혈액 응고 관련 검사를 시행하여 환자의 출혈 경향을 사전에 평가해야 함.
- **감염 관리**: 철저한 무균 소독 및 수술 환경 유지가 필수적임.
- **지혈 관리**: 수술 중 국소 지혈제(예: 지혈 스펀지)의 사용 고려.

4

만성 신부전 환자의 치과치료 계획의 변경

환자분의 몸 상태, 즉 그날그날의 컨디션을 잘 고려해서 치과치료 계획이나 방문 날짜를 잡는 것이 중요해요. 특히 콩팥 기능이 많이 안 좋으셔서 혈액 투석이나 복막 투석 같은 치료를 받고 계신 분들은 더욱 그런데요. 투석을 받으시는 날짜나 시간에 맞춰서, 몸 상태가 비교적 안정적이고 치료 중 출혈이나 감염의 위험이 가장 적을 때 이를 뽑거나 임플란트 수술 같은 치료를 받으시는 것이 좋거든요. 일반적으로는 병원에서 투석을 받으신 바로 다음 날이 치과에서 외과적인 치료를 받기에 가장 안전한 시기라고 알려져 있답니다. 그래서 투석 일정을 저희에게 미리 알려주시면 치료 계획을 세우는 데 큰 도움이 돼요.

요약 SUMMUARY

기본 원칙
- 환자의 전신 상태(컨디션)를 최우선으로 고려하여 치료 계획 및 일정을 수립해야 합니다.

투석 환자의 경우(매우 중요)
- **일정 조율 필수**: 치과치료(특히 외과적 시술) 일정은 반드시 환자의 투석 일정과 조율해야 합니다.
- **최적 치료 시기 선정**: 투석 스케줄 중 출혈 및 감염의 위험이 가장 낮은 시점을 선택하여 외과적 시술을 계획하는 것이 바람직합니다.
- **권장 시기**: 일반적으로 **투석 다음 날**이 외과적 시술을 받기에 가장 안전한 시기로 간주됩니다.

5

만성 신부전 환자의 치과치료 시 약물 사용의 주의사항

콩팥 기능이 많이 떨어져 있거나 투석 치료를 받고 계신 분들은 약을 사용할 때 몇 가지 꼭 조심해야 할 점들이 있어요. 우리 몸에 들어온 약 중 어떤 것들은 주로 콩팥을 통해 몸 밖으로 빠져나가는데(예를 들면, 흔히 쓰는 소염진통제(NSAIDs), 아스피린, 테트라사이클린 같은 항생제 등이 그래요), 콩팥 기능이 약하면 이런 약들이 몸 안에 너무 오래 남거나 쌓일 수 있거든요. 그래서 이런 약들은 아예 사용하지 않거나, 꼭 써야 한다면 양을 훨씬 줄여서 사용해야 해요.

또, 마음을 차분하게 하거나 잠이 오게 하는 종류의 약들(중추신경 억제 약물이라고 해요)은 보통 생각했던 것보다 효과가 훨씬 강하게 나타날 수도 있어서 사용할 때 주의가 필요하고요.

특히 투석 치료를 받고 계신 분들은 어떤 약이든 새로 드시거나 주사를 맞기 전에는 반드시 환자분의 상태를 잘 아시는 주치의 선생님(내과나 신장내과 선생님)과 먼저 상의하고 결정하시는 것이 아주 중요하답니다.

요약 SUMMUARY

신장 배설 약물

- **대상 약물**: 주로 신장을 통해 배설되는 약물(예: 비스테로이드성 소염제(NSAIDs), 아스피린, 테트라사이클린 등).
- **주의사항**: 신기능 저하 시 약물 배설이 지연되어 체내 축적 및 부작용 위험 증가 → **사용 회피 또는 반드시 용량 조절 필요**.

중추신경 억제 약물

- **대상 약물**: 진정제, 수면제, 일부 항불안제 등.
- **주의사항**: 약물 대사 및 배설 변화로 인해 예상보다 **진정 효과가 강하게 나타날 수 있으므로 사용 시 주의** 필요.

투석 환자

- **핵심 원칙**: **모든 약물**(처방약, 일반의약품, 건강기능식품 포함) **투여 전**에는 반드시 담당 의사(내과/신장내과 주치의)와 **상의 필수**(투석으로 제거되는 약물, 투석 간 축적되는 약물 등 고려 필요).

6
만성 신부전 환자의
응급상황 관리와 구강 관리 시 주의사항

───── 만성 신부전이 있으신 분들은 몸 상태 때문에 피가 다른 분들보다 조금 더 잘 멎지 않을 수도 있고, 또 감염에도 더 약해질 수 있는 경향이 있어요. 그래서 입안을 청결하게 관리하는 것이 다른 분들보다 훨씬 더 중요하답니다. 혹시 입안에 염증이나 감염이 생기면 몸 전체에 더 안 좋은 영향을 줄 수 있으니까요.

저희가 치과치료를 할 때는 이런 점들을 잘 알고 있어서, 치료 중에 피가 잘 멎도록 도와주는 국소 지혈제를 사용하고, 감염이 생기지 않도록 소독 같은 예방 조치도 아주 철저하게 신경 쓰고 있어요. 그리고 혹시 모를 응급상황이 발생했을 때 바로 대처할 수 있도록 미리 준비도 해놓고 있으니 너무 걱정하지 않으셔도 괜찮습니다.

환자분께서는 평소에 꼼꼼하게 양치질해 주시고 구강 관리에 조금 더 신경 써주시는 것이 환자분의 건강을 지키는 데 가장 중요하다고 말씀드릴 수 있겠네요.

> **요약** SUMMUARY

구강 위생 관리의 중요성

- **이유**: 환자의 증가된 출혈 경향과 감염 위험 때문에 구강 위생 관리가 매우 중요함.

치과치료 시 조치

- **지혈**: 국소 지혈제의 적극적인 사용 필요.
- **감염 예방**: 표준 감염 관리 절차를 더욱 철저히 준수해야 함.

투석 치료 환자

1

투석 치료의 정의 및 진단 기준

───── 이번에는 콩팥(신장) 문제 때문에 '투석'이라는 치료를 받고 계신 환자분들에 대해 알아볼게요. '투석 치료를 받는다'는 것은, 만성 신부전이라는 병이 오랫동안 진행되어서 이제 콩팥이 스스로 제 기능을 거의 다 잃어버렸을 때, 기계(혈액 투석)나 배(복막 투석)를 통해 몸속의 노폐물을 대신 걸러주는 치료를 받고 계신 경우를 말한답니다. 즉, 만성 신부전 환자분들 중에서 상태가 더 진행되어 투석의 도움을 받으시는 분들을 '투석 치료 환자'라고 부르는 거예요.

> **요약** SUMMUARY
>
> **투석 치료 환자 정의**
> - **대상**: 만성 신부전 환자.

- **조건**: 신장 기능 상실로 인해 대체 요법이 필요한 상태.
- **치료**: 혈액 투석 또는 복막 투석 등의 투석 치료를 정기적으로 받고 있는 환자.

2

투석 치료 환자의 임상증상

투석 치료를 받으시는 분들은 몸 상태에 따라 몇 가지 특징적인 변화나 증상을 경험하실 수 있어요. 가장 대표적인 것이 예전보다 피가 조금 더 쉽게 나거나 잘 멎지 않는 경향이 생길 수 있다는 점이고, 또 몸의 저항력이 약해져서 감염에도 조금 더 취약해질 수 있다는 점이에요.

그 외에도 몸이 전체적으로 기운이 없고 쇠약하다고 느끼시거나, 음식 맛이 예전과 다르게 느껴진다거나, 입안이 자주 마르는 불편함(구강건조)이 생길 수도 있답니다.

요약 SUMMUARY

주요 임상적 경향:

- **출혈 경향 증가**: 혈액 응고 인자 부족 또는 기능 이상, 혈소판 기능 저하 등으로 인해 출혈이 쉽게 발생하거나 잘 멎지 않을 수 있음.
- **감염 경향 증가**: 면역 기능 저하로 인해 다양한 감염에 취약해짐.

동반될 수 있는 기타 증상

- 전신 쇠약감.
- 미각 변화.
- 구강 건조증.

3

투석 치료 환자의
치과치료 시 고려 사항

────── 투석 치료를 받고 계신 환자분들은 치과치료를 받으실 때 몇 가지 특별히 기억해 주시면 좋은 점들이 있어요. 보통 혈액 투석을 위해 팔에 중요한 혈관 통로를 가지고 계신 경우가 많은데요, 이 혈관을 보호하는 것이 아주 중요하기 때문에 저희는 그쪽 팔에는 혈압을 재거나 주사를 놓지 않도록 항상 주의하고 있답니다.

또, 혹시 감염을 미리 막기 위해 항생제를 사용해야 하는 경우가 생기더라도, 콩팥 기능이 약해져 있으니 신장에 부담이 가지 않도록 아주 신중하게 약을 선택하고 용량을 조절해서 사용해야 해요.

그리고 만약 이를 뽑거나 임플란트 수술처럼 피가 날 수 있는 외과적인 치료가 필요하다면, 투석을 받으신 바로 다음 날 하는 것이 환자분의 몸 상태가 가장 안정적이고 안전하기 때문에 그렇게 일정을 잡는 것이 가장 좋다고 알려져 있어요.

요약 SUMMUARY

투석 팔 관리
- 해당 팔에는 **혈관 주사를 놓지 않아야** 합니다.
- 해당 팔에서 **혈압 측정을 하지 않아야** 합니다.

예방적 항생제 사용
- 감염 예방 목적으로 항생제 사용 시, 신장에 부담을 주지 않도록 **약물 선택 및 용량 결정에 신중**해야 합니다(신독성, 용량 조절 등 고려).

외과적 치료 시기
- 발치, 임플란트 수술 등 외과적 시술이 필요한 경우, **투석을 받은 다음 날** 시행하는 것이 가장 안전하고 권장됩니다.

4

투석 치료 환자의
치과치료 계획의 변경

────── 임플란트 수술처럼 좀 더 큰 규모의 외과적인 치료를 받으셔야 한다면, 앞서 말씀드린 것처럼 투석 치료를 받으신 바로 다음 날로 수술 날짜를 계획하는 것이 환자분 몸 상태에 가장 좋고 안전해요.

그리고 수술 전에 감염을 미리 막기 위해서 항생제를 먹거나 주사를 맞는 것이 좋겠다고 판단될 때가 있는데요, 그럴 경우에는 저희 치과에서 바로 결정하는 것이 아니라, 반드시 환자분의 콩팥 건강 상태를 가장 잘 알고 계시는 주치의 선생님(신장 전문의)과 상의해서 '어떤 항생제를, 얼마나 사용할지' 등을 결정한 후에 안전하게 진행하게 된답니다.

요약 SUMMUARY

주요 수술 시기
- 외과적 치료를 포함하는 주요 수술(예: 다수 치아 발치, 임플란트 식립 등)은 **투석 다음 날**로 계획하는 것이 가장 권장됩니다.

예방적 항생제 사용 결정
- 감염 예방 목적으로 항생제 투여가 고려되는 상황이라면, 반드시 환자의 주치의인 **신장 전문의와 협의**하여 항생제 종류, 용량, 투여 방법 등을 결정하고 진행해야 합니다.

5

투석 치료 환자의
치과치료 시 약물 사용의 주의사항

───── 투석 치료를 받고 계신 분들은 약을 사용할 때 정말 여러 가지를 조심해야 해요. 어떤 약을 언제, 얼마나 드셔야 하는지 그 간격과 양을 아주 철저하게 지키는 것이 중요하고요. 또 어떤 약이든 사용하기 전에는 반드시 환자분의 몸 상태를 잘 아시는 주치의 선생님(내과 전문의)과 상의하고 나서 투약해야 안전하답니다.

특히 투석하실 때 피가 굳지 않도록 '헤파린'이라는 주사를 사용하시는 경우가 많은데, 이 약 때문에 다른 분들보다 피가 훨씬 더 잘 멎지 않을 수 있어요. 그래서 치과치료 중에는 피가 나는 것에 대해 각별히 더 주의를 기울여야 해요. 그리고 앞서 말씀드렸던 것처럼, 콩팥에 부담을 줄 수 있는 약들(신독성 약물이라고 해요)은 당연히 더욱 조심해서 사용해야 하고요.

요약 SUMMARY

용량 및 간격 조절
- 약물 투여 시, 투석 스케줄 및 환자의 신기능 상태를 고려하여 **투여 간격과 용량을 철저하게 조절**해야 합니다.

전문의 협의 필수
- 모든 약물(처방 약, 일반의약품 등) 투여는 의사 판단하에 **담당 내과 전문의**(주치의) **와 협의**하에 이루어져야 합니다.

헤파린 사용 환자
- **출혈 경향이 매우 높으므로** 치과치료 시 출혈 발생에 각별히 주의해야 합니다.

신독성 약물 주의
- 신장에 독성을 유발할 수 있는 약물(예: 특정 항생제, NSAIDs 등)의 사용에 **주의가 필요**하며, 가급적 회피하거나 신중한 용량 선택이 요구됩니다.

6

투석 치료 환자의 응급상황 관리와 구강 관리 시 주의사항

———— 혹시라도 투석 중에 사용하는 헤파린 때문에 피가 너무 많이 나는 응급상황이 아주 드물게 발생할 수도 있는데요, 그런 만일의 사태에는 병원에서 헤파린의 효과를 되돌릴 수 있는 '프로타민 설페이트'라는 약의 사용을 고려하기도 한답니다.

하지만 이런 응급상황에 대처하는 것보다 훨씬 더 중요하고 평소에 꼭 신경 쓰셔야 하는 것은 바로 '감염 관리'와 '구강 위생 관리'예요. 몸의 저항력이 약해져 있을 수 있기 때문에 감염이 생기지 않도록 항상 조심하고, 매일 꼼꼼하게 양치질하시는 등 입안을 깨끗하게 관리하는 것이 환자분의 건강을 지키는 데 가장 기본적이면서도 중요한 일이라고 할 수 있어요.

요약 SUMMUARY

응급상황 대처(헤파린 관련)
- 헤파린으로 인한 과다 출혈 등 응급상황 발생 시, 헤파린의 작용을 중화(역전)시키는 약물인 **프로타민 설페이트**(Protamine Sulfate)**의 사용을 고려**할 수 있습니다.

가장 중요한 관리 원칙
- **철저한 감염 관리**: 면역 기능 저하 가능성을 고려하여 감염 예방 및 관리에 만전을 기해야 합니다.
- **평소의 구강 위생 관리**: 꾸준하고 올바른 방법으로 구강 위생을 실천하는 것이 필수적입니다.

신장 이식 환자

1

신장 이식의 정의 및 진단 기준

───── '신장 이식'이라는 것은요, 콩팥(신장) 기능이 아주 많이 나빠져서 더 이상 스스로 제 역할을 하기 어려운 '말기 신부전' 상태의 환자분들에게, 다른 건강한 분의 콩팥 하나를 수술을 통해 옮겨 심어서 콩팥 기능을 되찾도록 도와주는 치료 방법이에요.

물론 아무나, 또 원한다고 바로 이식 수술을 받을 수 있는 건 아니고요. 이식 수술을 결정하기 전에는 환자분의 몸 전체 건강 상태가 수술을 받기에 괜찮은지, 그리고 콩팥을 주시는 분과 환자분 사이에 조직(살)이 잘 맞는지 등 여러 가지 중요한 검사들을 아주 꼼꼼하게 하고, 그 결과를 바탕으로 신중하게 이식 여부를 결정하게 된답니다.

요약 SUMMUARY

정의
- 말기 신부전 환자를 대상으로 시행하는 수술적 치료법.
- 건강한 공여자(기증자)의 신장을 환자에게 이식하여 신장 기능을 대체 및 회복시키는 것을 목표로 함.

이식 결정 전 필수 평가
- **전신 건강 상태 평가**: 환자(수혜자)가 이식 수술 및 이후 면역억제 치료를 감당할 수 있는지 전반적인 건강 상태를 철저히 검사함.
- **조직 적합성 검사**: 공여자(기증자)와 수혜자 간의 조직형(HLA 등) 및 항체 반응(교차반응검사 등)을 확인하여 면역학적 거부 반응 위험을 평가함.
- 상기 평가 결과를 종합하여 이식 수술의 적합성 및 가능 여부를 최종적으로 결정함.

2

신장 이식 환자의 임상증상

───── 신장 이식을 받으신 후에는 우리 몸이 새로운 콩팥을 잘 받아들이도록 '면역억제제'라는 약을 꾸준히 드셔야 하는데요, 이 약 때문에 몸의 방어력이 전반적으로 조금 약해져서 감염에 좀 더 쉽게 걸릴 수 있는 상태가 돼요.

특히 입안은 원래 세균이 많은 곳이다 보니, 면역력이 약해진 틈을 타서 이빨 뿌리 쪽에 염증이 생기거나(치성 감염), 입안 점막이 헐거나(구내염), 잇몸뼈에 고름 주머니(치조골 농양)가 생기는 일이 다른 분들보다 더 자주 일어날 수 있어요.

또 오랫동안 약을 드시다 보면 입안에 자꾸 하얀 궤양이 생기거나(아프타성 궤양), 잇몸병(치주염)이 심해지거나 잇몸뼈가 약해져 내려앉는(치조골 소실) 경우도 생길 수 있답니다. 그래서 이식 후에는 구강 위생 관리에 더욱 신경 써주시는 것이 중요해요.

요약 SUMMUARY

주요 특징
- 이식된 신장에 대한 거부 반응을 막기 위해 **면역억제제를 복용**함.
- 이로 인해 전신적인 **면역 기능이 저하되어 감염에 취약**해짐.

흔히 발생 가능한 구강 문제
- **치성 감염**: 치아 원인의 감염.
- **구내염**: 구강 점막 염증.
- **치조골 농양**: 잇몸뼈 부위 고름 형성.
- **구강 캔디다증**: 곰팡이 감염
- 단순포진 바이러스(HSV) 감염 재활성화

장기적으로 나타날 수 있는 구강 문제
- **아프타성 궤양**: 재발성 구강 궤양.
- **심한 치주염**: 잇몸 및 잇몸뼈 염증.
- **치조골 소실**: 잇몸뼈가 녹아내림.
- 치은 증식 : 일부 면역억제제(예: 사이클로스포린)의 부작용.

3
신장 이식 환자의 치과치료 시 고려 사항

─────── 신장 이식을 받으신 분들은 몸이 새로운 콩팥을 잘 받아들이도록 면역력을 조금 낮추는 약(면역억제제)을 드시기 때문에, 감염에 조금 더 약해질 수 있어요. 그래서 치과치료를 받으실 때는 무엇보다 감염이 생기지 않도록 아주 철저하게 관리하는 것이 정말 중요하답니다. 저희 치과에서는 소독이나 위생 관리에 평소보다 훨씬 더 신경을 쓰고 있어요.

특히 이를 뽑거나 잇몸 수술처럼 피가 나는 외과적인 치료를 할 때는, 감염을 미리 막기 위해서 치료 전에 예방적으로 항생제를 먼저 드셔야 할 수도 있고요. 그리고 치료를 시작하기 전이나 치료를 마친 후에는 꼭 환자분의 몸 상태, 특히 면역 상태가 괜찮으신지 환자분의 주치의 선생님(내과의사)과 저희 치과가 미리 상의하고 확인하는 과정이 반드시 필요해요. 이렇게 해야 환자분께서 가장 안전하게 치료받으실 수 있답니다.

요약 SUMMUARY

핵심 고려 사항

- 면역억제제 복용으로 인한 **면역억제 상태.**
- 이로 인한 **감염 취약성 증가 → 철저한 감염 예방 및 관리 필수**.

외과적 시술 시

- 감염 위험을 줄이기 위해 **예방적 항생제 투여**가 필요할 수 있음.

필수 의료진 협진

- 치과치료 시작 전 및 치료 후, 환자의 면역 상태 평가 및 치료 계획의 적절성 확인을 위해 **반드시 담당 내과의사**(주치의)**와 협의**해야 함.

4

신장 이식 환자의
치과치료 계획의 변경

─────── 신장 이식을 받으신 환자분들의 치과치료 계획은 저희가 좀 더 세심하고 신중하게 세워야 해요. 왜냐하면 이식 후에 드시는 면역억제제 때문에 면역력이 일반적인 상태와 다르고, 또 환자분 개개인의 전반적인 건강 상태도 함께 고려해야 하거든요.

치료 계획을 세울 때 저희가 가장 중요하게 생각하는 목표는 치료 과정 중에 혹시라도 감염이 생길 수 있는 가능성을 최대한 줄이는 거예요. 그래서 어떤 치료를 언제, 어떤 방법으로 진행할지 결정할 때는 항상 환자분의 몸 상태를 가장 잘 아시는 주치의 선생님(내과의사)과 저희 치과가 긴밀하게 상의해서 가장 안전하고 좋은 방법을 선택한답니다. 모든 치료 결정은 이렇게 주치의 선생님과의 협의를 통해 이루어지니 안심하고 치료받으시면 좋겠습니다.

요약 SUMMUARY

계획 수립 시 핵심 고려 사항

- 이식 후 환자의 **면역억제 상태**(복용 중인 면역억제제 종류 및 용량 포함).
- 환자의 **전반적인 전신 건강 상태.**

치료 계획의 주요 목표

- 치료 과정 중 발생할 수 있는 **감염 가능성을 최소화**하는 방향으로 수립 및 진행.

의사 결정 과정

- 모든 치료 방법, 시기, 절차 등에 대한 결정은 **반드시 환자의 내과 주치의** (담당 의사)**와 협의**하여 진행함.

5

신장 이식 환자의 치과치료 시 약물 사용의 주의사항

─────── 신장 이식 후에는 면역억제제를 꾸준히 드셔야 하잖아요? 이 약 때문에 다른 약을 함께 사용할 때 서로 영향을 주고받는 '상호작용'에 좀 더 민감해질 수 있어요. 그래서 저희 치과에서 혹시 항생제나 진통제 같은 다른 약을 처방해야 할 때는 아주 신중해야 한답니다.

어떤 약을 써야 할지, 또 얼마나 많이, 얼마나 자주 드셔야 하는지는 반드시 환자분의 몸 상태를 잘 아시는 주치의 선생님(내과의사)과 저희가 긴밀하게 상의해서 결정해야 해요. 환자분 임의로 약을 드시거나 조절하시면 안 되고요. 특히 이식받으신 콩팥에 부담을 줄 수 있는 약(신독성 약물이라고 해요)은 당연히 피해야 하고요. 이렇게 주치의 선생님과 잘 협력해야 환자분께서 가장 안전하게 약을 사용하실 수 있답니다.

> **요약** SUMMUARY

- **약물 상호작용 민감성**: 면역억제제 복용으로 인해 다른 약물과의 상호작용 가능성이 일반 환자보다 높으므로 각별한 주의가 필요합니다.
- **내과의사 협력 필수**: 치과치료와 관련하여 약물(항생제, 진통제 등)을 투여해야 할 경우, **반드시 환자의 내과의사(주치의)와 협력**하여 약물의 종류, 용량, 투여 간격을 신중하게 결정해야 합니다.
- **신독성 약물 회피**: 이식된 신장에 부담을 줄 수 있는 신독성(약물(예: 특정 항생제, NSAIDs 등))의 사용은 **반드시 피해야** 합니다.

6

신장 이식 환자의 응급상황 관리와 구강 관리 시 주의사항

신장 이식 후에는 면역력이 이전보다 약해져 있기 때문에, 입안에 염증이나 감염이 생기지 않도록 평소에 구강 관리를 정말 철저하게 해주시는 것이 아주 중요해요. 그래서 정기적으로 치과에 오셔서 검진받고 스케일링 같은 관리받으시는 것이 꼭 필요하고요.

혹시라도 집에서 양치하시거나 거울 보시다가 입안에 평소와 다른 점, 예를 들어 하얗거나 붉은 반점, 헐은 곳, 혹은 잇몸뼈 모양이 변한 것 같은 이상한 점이 보이면 '괜찮아지겠지' 하고 그냥 넘기시면 안 돼요. 즉시 저희 치과와 환자분의 주치의 선생님(내과의사)께 모두 알리셔서 빨리 원인을 확인하고 적극적으로 치료를 시작하는 것이 중요합니다.

그리고 만약 예상치 못한 다른 응급상황이 발생했을 때도, 저희 치과뿐만 아니라 환자분의 주치의 선생님과의 빠른 연락과 협조를 통해 신속하게 대처하는 것이 필수적이랍니다.

> **요약** SUMMUARY

구강 관리의 중요성
- **이유**: 면역력 저하 상태이므로 구강 감염 예방을 위해 **정기적이고 철저한 구강 위생 관리**가 매우 중요함.

구강 내 이상 소견 발견 시
- **대상**: 비정상적인 구강 병변(예: 궤양, 백색 병소, 홍반 등) 또는 치조골 변화가 의심될 경우.
- **조치**: **즉시 치과 및 내과 전문의와 상의**하여 원인 평가 및 적극적인 치료 시행 필요.

| 10장 |

항응고·
항혈소판제 복용

DENTAL CLINIC

항응고제, 항혈소판제 복용을 고려하지 않고 진행했을 때 발생한 문제 사례

사례 1
최 모 씨(**남성, 65세**)는 뇌졸중 예방을 위해 항응고제인 와파린을 복용 중이었습니다. 치아 발치를 위해 치과를 방문하였으나, 약물 복용 사실을 의료진에게 알리지 않았습니다. 발치 후 출혈이 멈추지 않아 응급실을 방문하였고, 혈액 응고 검사를 통해 INR 수치가 높게 나타났습니다. 추기적인 지혈 처치와 입원 치료가 필요했습니다. 이 사례는 항응고제 복용자가 치과치료 시 출혈 위험을 줄이기 위해 의료진과의 정확한 정보 공유와 사전 대비가 중요함을 보여줍니다.

사례 2
이 모 씨(**남성, 70세**)는 심방세동으로 인해 항응고제를 복용 중이었습니다. 치아 발치 후 출혈이 멈추지 않아 응급실을 방문하였으며, INR 수치가 높게 나타나 추가적인 지혈 처치와 입원 치료가 필요했습니다.

사례 3
김 모 씨(**여성, 65세**)는 뇌졸중 예방을 위해 항혈소판제를 복용 중이었습니다. 치과치료 중 출혈이 발생하였으며, 지혈이 어려워 치료가 지연되었습니다. 이는 사전에 약물 복용 사실을 의료진에게 알리지 않아 발생한 문제였습니다.

1

항응고제 · 항혈소판제의 정의 및 진단 기준

───── '항응고제'나 '항혈소판제'라는 약을 드시고 계신가요? 이 약들은 우리 피가 쉽게 굳어서 덩어리(이걸 혈전 또는 피떡이라고 해요)가 되는 걸 막아주는 아주 중요한 약이에요. 혈전이 생겨서 혈관을 막으면 심근경색이나 뇌졸중 같은 큰 병이 생길 수 있기 때문에, 이런 병을 예방하려고 드시는 경우가 많죠.

 '항응고제' 중에서는 와파린(상품명 쿠마딘)이나 헤파린 같은 약이 흔하고요, '항혈소판제'는 아스피린을 가장 많이 들어보셨을 거예요. 특히 와파린 같은 항응고제를 드시는 분들은 피가 너무 묽어지지 않도록, 또 너무 굳지 않도록 병원에서 정기적으로 'INR'이라는 피검사 수치를 확인하는데요, 저희 치과에서 안전하게 치료를 받으시려면 이 INR 수치가 보통 3.5 아래로 잘 유지되고 있는 것이 좋답니다.

요약 SUMMUARY

정의 및 목적

- 혈전(피떡) 생성을 억제하여 혈관 막힘을 방지하고, 이를 통해 심근경색, 뇌졸중 등 심각한 혈관 질환을 예방하기 위해 사용되는 약물입니다.

종류 및 작용 방식

- **항응고제**(Anticoagulants): 혈액의 응고 과정을 직접적으로 억제합니다.
  - **대표 약물**: 와파린(Warfarin, 상품명: 쿠마딘 등), 헤파린(Heparin) 등. 최근에는 NOACs/DOACs (예: 리바록사반, 아픽사반, 다비가트란, 에독사반)도 많이 사용됩니다.
  - **주요 적응증**: 심부정맥 혈전증, 폐색전증, 심방세동 환자의 뇌졸중 예방 등.
- **항혈소판제**(Antiplatelet Agents): 혈소판이 서로 달라붙는(응집) 것을 방해합니다.
  - **대표 약물**: 아스피린(Aspirin), 클로피도그렐(Clopidogrel), 티카그렐러(Ticagrelor) 등.
  - **주요 적응증**: 심근경색, 뇌졸중 예방 등.

INR(International Normalized Ratio, 국제 표준화 비율)

- **정의**: 항응고제(특히 와파린) 복용 환자의 혈액 응고 정도를 표준화하여 나타내는 지표입니다.
- **치과치료 관련 권장 기준**: 안전한 치과치료를 위해 INR 수치가 3.5 **이하**로 조절 및 유지되는 것이 권장됩니다.

2

항응고제 · 항혈소판제 복용 환자의 임상증상

───── 이런 피를 묽게 하는 약들을 드시면 우리 몸에 작은 변화가 생길 수 있어요. 피가 예전처럼 빨리 굳지 않기 때문에, 어디 살짝 부딪히기만 해도 멍이 좀 쉽게 들거나, 양치하다 잇몸에서 피가 났을 때 생각보다 오래 멈추지 않는다고 느끼실 수 있답니다. 하지만 너무 걱정하실 필요는 없어요. 의사 선생님께서 처방해 주신 용량을 잘 지켜서 드시고 계시다면, 아주 위험할 정도로 심각하게 피가 나는 경우는 대부분 드물거든요. 다만, 작은 상처에도 피가 좀 더 잘 날 수 있다는 점은 미리 알고 계시면 좋아요.

요약 SUMMUARY

주요 증상
- 혈액 응고 지연으로 인해 **쉽게 멍이 드는 경향**이 생길 수 있습니다.
- 출혈 발생 시 **지혈이 잘 안되거나 평소보다 오래 걸릴 수** 있습니다.

일반적 경향
- 처방된 용량을 정확히 복용하는 경우, **심각한 출혈 발생 빈도는 낮습니다.**
- 하지만 경미한 외상에도 출혈이 쉽게 발생하거나(특히 항응고제), 출혈 시간이 길어질 수 있습니다(특히 항혈소판제).

3

항응고제 · 항혈소판제 복용 환자의 치과치료 시 고려 사항

피를 묽게 하는 약(항응고제나 항혈소판제)을 드시고 계시면, 아무래도 치과치료 중에 피가 다른 분들보다 조금 더 쉽게 날 수 있어요. 그래서 저희가 치료를 시작하기 전에 몇 가지 꼭 확인하고 준비하는 것들이 있답니다.

우선, 환자분께서 어떤 종류의 약을 얼마나 드시고 계시는지 저희에게 정확하게 알려주시는 것이 무엇보다 중요해요. 필요하다면 환자분의 몸 상태를 잘 아시는 주치의 선생님과 저희가 미리 상의해서 안전하게 치료 계획을 세우기도 하고요. 특히 와파린 같은 약을 드시는 분들은 피가 얼마나 잘 멎는지 확인하는 피검사(INR 수치라고 해요) 결과가 중요한데요, 이를 뽑거나 잇몸 수술 같은 치료 전에는 이 수치가 3.5 아래로 잘 조절되고 있는지 확인하는 것이 안전하답니다. 큰 치료 전에는 주치의 선생님과 함께 환자분의 전반적인 건강 상태까지 고려해서 치료 계획을 세우기도 하고요.

치료할 때는 저희가 가능한 한 부드럽게, 자극이 덜 가도록 신경 쓰고, 혹시 피가 나더라도 바로 멎게 할 수 있도록 지혈제나 거즈 같은 것들을 미리 충분히 준비해 놓고 치료를 시작하니 너무 걱정하지 않으셔도 괜찮아요.

요약 SUMMARY

핵심 고려 사항

- 약물 비복용자에 비해 **출혈 가능성이 높으므로**, 철저한 출혈 관리가 매우 중요합니다.

치료 전 필수 확인 및 준비 사항

- **약물 정보**: 복용 중인 약물의 정확한 종류 및 용량 확인.
- **의료진 협의**: 필요시 환자의 내과 주치의와 반드시 상의 및 협진.
- **INR 수치 확인**: 특히 항응고제(예: 와파린) 복용 시, 침습적 치료 전 INR 수치가 3.5 이하인지 확인 권장.
- **전신 상태 평가**: 침습적 처치 전에는 내과의사와의 협진을 통해 INR 수치와 함께 환자의 전반적인 건강 상태 평가.
- **치료 방법 고려**: 가능한 최소 침습적인 치료 방법 선택.

치료 중 대비

- **지혈 수단 준비**: 국소 지혈제 및 압박용 거즈 등을 사전에 충분히 준비.

4
항응고제·항혈소판제 복용 환자의 치과치료 계획의 변경

와파린 같은 항응고제를 드시는 분들은 치료 전에 피검사로 'INR 수치'를 확인하는 것이 중요하다고 말씀드렸죠? 이 수치가 3.5 아래로 잘 조절되고 있다면, 스케일링이나 간단한 충치 치료 같은 일반적인 치과치료는 대부분 걱정 없이 안전하게 받으실 수 있어요. 하지만 만약 검사 결과 INR 수치가 3.5를 넘는다면, 피가 생각보다 잘 멎지 않을 수 있어서 바로 치료하기보다는 먼저 환자분의 주치의 선생님과 상의해서 드시는 약의 양을 잠시 조절하거나 치료 날짜를 조금 미루는 것이 더 안전할 수 있답니다.

아, 그런데 혹시 심장이나 뇌혈관 질환 예방 목적으로 매일 저용량 아스피린만 꾸준히 드시고 계신 경우라면 이야기가 조금 달라요. 한두 개 정도 이를 뽑는 비교적 간단한 발치는 굳이 아스피린을 며칠 끊지 않고도 대부분 안전하게 치료받으실 수 있어요. 치료 중에 피가 나더라도 저희가 여러 가지 방법으로 잘 지혈해 드릴 수 있거든요.

그래도 어떤 약을 드시든, 특히 이를 뽑거나 잇몸 수술 같은 치료 전에는 저희에게 꼭 복용하시는 약 정보를 알려주시고, 필요한 검사 결과를 확인하는 것이 환자분의 안전을 위해 매우 중요합니다.

요약 SUMMUARY

INR 수치 기반(주로 와파린 등 항응고제)

- **INR ≤ 3.5**: 일반적인 치과치료(스케일링, 충치 치료 등)는 안전하게 진행 가능 (특히 INR 2.0 ~ 3.0 범위는 대부분 문제없음).
- **INR > 3.5**: 출혈 위험이 유의미하게 증가하므로, 치료 전 반드시 주치의와 상의하여 약물 용량 조절 또는 치료 연기를 고려해야 함.

저용량 아스피린 복용

- **단순 발치**(1~3개 치아)**의 경우**: 약물을 중단하지 않고 시행 가능하며, 국소적인 지혈 방법(거즈 압박, 지혈제 사용 등)으로 충분히 관리 가능함.

항응고제 복용자(일반 원칙)

- 외과적 시술(수술, 발치 등) 전에는 반드시 **INR 수치를 측정**하고, 그 결과에 따라 치료 계획을 조정해야 함. 다만 NOACs/DOACs 복용 환자의 경우, INR 수치보다는 약물 종류, 마지막 복용 시간, 신장 기능 등을 종합적으로 고려하여 주치의와 상의 후 치료 계획을 결정합니다.

5

항응고제·항혈소판제 복용 환자의 치과치료 시 약물 사용의 주의사항

─────── 아스피린 같은 피를 묽게 하는 약(항혈소판제)을 평소에 드시고 계시다면, 치과치료 후에 아플 때 드시는 진통제도 종류를 조금 신경 써주시는 게 좋아요. 왜냐하면 아스피린이나 이부프로펜 같은 소염 효과가 있는 진통제를 추가로 드시면, 피가 더 묽어져서 예상치 못한 출혈이 생길 위험이 더 커질 수 있거든요. 그래서 혹시 진통제가 필요하시면 이런 약들보다는 '타이레놀(아세트아미노펜 성분)'을 드시는 것이 더 안전한 선택이 될 수 있답니다.

그리고 혹시 와파린(쿠마딘)이라는 항응고제를 드시는 분들은요, 저희가 만약 주사를 놓아야 할 상황이 생긴다면 엉덩이나 팔 같은 근육에 직접 놓는 주사(근육 주사)는 피하는 것이 좋아요. 주사 맞은 자리에 피가 고여서 멍이 크게 들거나 문제가 생길 수 있기 때문이에요. 그래서 가능하면 먹는 약으로 드리거나, 꼭 주사가 필요하다면 혈관으로 직접 놓는 주사(정맥 주사)를 사용하는 것이 더 안전하답니다.

> **요약** SUMMUARY

진통제 선택(특히 아스피린/항혈소판제 복용자)

- **피해야 할 약물**: 추가적인 아스피린 또는 NSAIDs(비스테로이드성 소염진통제, 예: 이부프로펜, 나프록센 등) 계열 진통제(출혈 위험 증가).
- **권장 약물**: 아세트아미노펜(Acetaminophen, 상품명: 타이레놀 등).

주사 경로 선택(특히 와파린(쿠마딘) **복용자**)

- **피해야 할 경로**: 근육 주사(근육 내 혈종 위험).
- **선호되는 경로**: 경구 투여 또는 정맥 주사(IV)(필요시).

6

항응고제·항혈소판제 복용 환자의 구강 관리 시 주의사항

────── 치과치료를 받으신 후에는 집에서 몇 가지 신경 써주시면 좋은 점이 있어요. 혹시 치료받은 부위에서 피가 조금 난다면, 저희가 드린 깨끗한 거즈를 꽉 물고 계시거나 처방받은 지혈제가 있다면 사용해서 피가 나는 곳을 잘 눌러주세요. 대부분은 이렇게 하면 금방 멎을 거예요.

하지만 만약 거즈를 물고 있어도 피가 잘 멈추지 않거나 너무 많이 나는 것 같다 싶으시면, 지체하지 마시고 바로 저희 치과나 가까운 응급실로 꼭 연락해서 도움을 받으셔야 해요. 치료받고 나서 하루나 이틀 정도는 피가 살짝 배어 나오지는 않는지 주의 깊게 한번 살펴봐 주시고요.

그리고 정말 중요한 점은, 평소에 드시는 피를 묽게 하는 약(항응고제나 항혈소판제)을 환자분께서 임의로 중단하시면 절대 안 된다는 거예요. 혹시 약을 조절해야 할 필요가 있다고 느껴지시면, 반드시 저희 치과나 약을 처방해 주신 의사 선생님과 먼저 상의해 주셔야 합니다. 참고로, 저희 치과에서는 치료 후에 집에서 어떻게 피를 멈추게 하는지, 그리고 피가 안 멎을 때 어디로 연락해야 하는지 등을 자세히 설명해 드리니 너무 걱정하지 마세요.

요약 SUMMUARY

치료 후 환자 관리 지침

- **출혈 시 자가 처치**: 거즈 압박, (처방된 경우) 국소 지혈제 사용.
- **의료기관 연락 기준**: 지혈이 안 되거나 출혈량이 많다고 판단될 경우 즉시 치과 또는 응급 의료기관 연락(사전 교육 필수).
- **자가 모니터링**: 치료 후 최소 1~2일간 출혈 여부 주의 깊게 관찰.
- **약물 복용 관리**: 환자가 임의로 항응고제/항혈소판제 복용 중단 금지. 약물 조정 필요시 반드시 담당 의사(치과의사 또는 내과의사)와 상의.

의료진의 응급 대처 방안

- **지속되는 출혈 시**: 압박용 팩, 국소 지혈제 추가 사용.

| 11장 |

골다공증 및 비스포스포네이트 복용

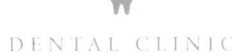

DENTAL CLINIC

골다공증을 고려하지 않고 치과치료를 진행했을 때 발생한 문제 사례

사례 1

이 모 씨(여성, 68세)는 골다공증으로 인해 지난 3년간 비스포스포네이트 계열 약물을 복용 중이었습니다. 최근 어금니가 흔들려 치과에 방문하여 발치를 시행했습니다. 하지만 치료 후 치유가 잘되지 않고, 시간이 지날수록 통증과 함께 잇몸뼈가 드러나는 괴사 증상이 나타났습니다. 추가 검사 결과, 장기간 복용한 비스포스포네이트로 인한 악골 괴사로 진단받았습니다. 이 사례는 치과치료 전 장기간 복용한 골다공증 약물 복용 여부를 정확히 파악하는 것이 중요함을 보여줍니다.

사례 2

박 모 씨(남성, 72세)는 골다공증을 앓고 있었지만, 특별한 증상이 없어 임플란트 시술을 받기로 결정했습니다. 시술 도중 하악골에서 골절이 발생해 심한 통증을 호소하며 응급 처치를 받고 병원으로 이송되었습니다. 진단 결과, 심한 골다공증으로 인해 뼈가 약해져 있어 작은 충격에도 골절이 발생한 것으로 확인되었습니다. 이 사례는 골다공증 환자의 치과치료 시 골절 위험성을 반드시 고려하여 치료 계획을 세워야 함을 강조합니다.

사례 3

최 모 씨(여성, 76세)는 오랫동안 골다공증 치료제를 복용하며 정기적으로 치과 검진을 받고 있었습니다. 하지만 최근 치과 방문 시 치태와 치석이 심하게 축적되어 있음을 발견했습니다. 구강 위생 상태가 나빠져 잇몸 염증과 감염이 심해졌고, 골다공증 약물 복용과 더불어 악골 괴사 발생 위험이 커져 치료에 어려움을 겪게 되었습니다. 이 사례는 골다공증 환자의 지속적인 구강 위생 관리와 정기적 치과 검진이 매우 중요함을 보여줍니다.

1

골다공증의 정의와 진단 기준

골다공증이라고 들어보셨죠? 간단히 말하면 우리 뼈가 이전보다 약해져서, 살짝 넘어지거나 부딪히기만 해도 생각보다 쉽게 뼈가 부러질 수 있는 상태를 의미해요. 뼈의 양도 좀 줄어들고 뼛속의 구조도 엉성하게 약해지면서 전체적으로 뼈가 약해지는 거랍니다. 보통 병원에서는 '골밀도'라는 것을 측정하는 검사를 하는데요, 이 검사 결과에서 'T-점수'라는 수치가 나오는데, 이 점수가 -2.5보다 낮게 나오면 의사 선생님께서 '골다공증입니다'라고 진단하게 된답니다.

요약 SUMMUARY

정의

- 뼈의 강도가 약해져서 작은 충격에도 쉽게 골절될 수 있는 상태를 의미합

니다.
- 이는 뼈의 양(골량)이 감소하고, 뼈 내부의 미세 구조가 약화되어 발생합니다.

진단 기준
- 주로 병원에서 **골밀도**(BMD) **검사**를 통해 진단합니다.
- 검사 결과에서 **T-점수**(T-score)**가 −2.5 이하**일 경우 골다공증으로 진단합니다.

2

골다공증 환자의 임상증상

───── 골다공증이 있으면요, 예전보다 키가 좀 줄어든 것처럼 느껴지거나 등이 자신도 모르게 살짝 굽어 보일 수도 있어요. 그리고 특별히 다치거나 무리하지 않았는데도 허리나 등에 은근한 통증이 계속 느껴지기도 하고요. 아무래도 뼈가 약해진 상태이다 보니, 살짝 넘어지거나 부딪혔을 때 척추나 손목, 엉덩이뼈(고관절)처럼 평소에 우리 몸을 지탱하는 중요한 뼈들이 다른 사람들보다 더 쉽게 부러질 수 있어서 항상 조심하시는 게 좋답니다.

대부분은 특별한 증상이 없다가 골절이 생기고 나서야 알게 되는 경우가 많아요.

요약 SUMMUARY

- **키가 작아지고** 등이 굽을 수 있어요.
- **허리나 등 부위에 만성적인 통증**이 생길 수 있어요.
- **척추, 손목, 고관절**처럼 체중을 많이 받는 부위가 특히 잘 부러지니까 주의가 필요해요.
- 대부분 특별한 증상 없이 진행되다가 골절로 발견되는 경우가 많아요.

3

골다공증 환자의
치과치료 시 고려 사항

――――― 골다공증 때문에 혹시 약을 드시고 계시다면, 치과 오셨을 때 꼭 저희에게 어떤 약을 드시는지 말씀해 주시는 게 정말 중요해요. 특히 '비스포스포네이트' 계열 약(알렌드로네이트 같은 성분)이나 '데노수맙(프롤리아 같은 주사)' 같은 약을 복용 중이시라면 꼭 알려주셔야 하는데요. 이런 약들이 아주 드물기는 하지만, 이를 뽑거나 임플란트처럼 잇몸뼈에 관련된 치료를 받을 때 턱뼈에 문제를 일으키는 '악골 괴사'라는 부작용과 연관될 가능성이 있거든요. 물론 흔한 일은 아니지만, 저희가 미리 알고 있어야 더 안전하게 치료 계획을 세울 수 있답니다. 특히 약을 오랫동안 드셨거나 스테로이드 같은 약을 함께 쓰고 계시면 그럴 위험이 조금 더 높아질 수 있다고 하니, 치료 전에 복용하시는 약에 대해 자세히 알려주시면 감사하겠습니다.

요약 SUMMUARY

약물 확인 필수

- 현재 복용 중인 모든 약물, 특히 **골다공증 치료제**(예: 비스포스포네이트, 데노수맙 등)에 대해 반드시 치과의사에게 미리 알려야 합니다.

악골 괴사(MRONJ) 위험 인지

- 특정 골다공증 약물(비스포스포네이트, 데노수맙 등)은 드물지만 발치, 임플란트 등 턱뼈에 영향을 주는 치료 시 **턱뼈 괴사**(악골 괴사)라는 부작용을 일으킬 가능성이 있습니다.
- **약물 복용 기간이 길거나, 스테로이드 약물**을 함께 복용 중인 경우 위험도가 더 높아질 수 있습니다.

4

골다공증 환자의
치료 계획의 변경

――――― 골다공증이 있으시다고 해서 치과치료를 너무 걱정하실 필요는 없어요. 스케일링 받으시거나 충치 때우는 것처럼 일반적인 치료는 대부분 괜찮으시거든요. 다만, 이를 뽑거나 임플란트를 심거나 잇몸 수술을 하는 것처럼 뼈를 직접 건드리는 치료를 할 때는 저희가 조금 더 신중하게 접근해야 해요. 가능하면 뼈에 무리가 덜 가게 조심스럽게 치료하고, 치료 부위가 잘 아물도록 꼼꼼하게 봉합해서 염증이나 감염이 생기지 않도록 더 신경 쓰고 있답니다. 그리고 꼭 필요한 경우에는 환자분의 주치의 선생님과 미리 상의해서, 드시는 골다공증약을 잠시 조절해야 할지 등을 확인하고 안전하게 치료 계획을 세우기도 해요

요약 SUMMUARY

일반 치료
- 충치 치료, 스케일링 등 일반적인 치과치료는 대부분 문제없이 가능합니다.

주의가 필요한 치료
- 발치, 임플란트 식립, 잇몸 수술 등 뼈에 직접적인 영향을 주는 치료는 신중하게 접근해야 합니다.
- **수술 시 고려 사항**: 가능한 발치 부위를 최소화하고, 시술 후 뼈가 노출되지 않도록 잘 봉합하여 감염을 예방하는 것이 중요합니다.

의료진 협의
- 침습적인 치료가 필요한 경우, 환자의 내과 주치의와 미리 상의하여 골다공증 약물 복용 시기 등을 조절할 필요가 있는지 확인하는 것이 좋습니다.

5

골다공증 환자의 치과치료 시 약물 사용의 주의사항

─────── 지금 드시는 골다공증약이 있으시다면, 치과치료 전에 꼭 저희에게 말씀해 주셔야 하는 중요한 내용이 있어요. 골다공증약 중에는 '비스포스포네이트' 계열(포사맥스 같은 약들이 대표적이에요)이나 '데노수맙' 성분(프롤리아 같은 주사제)처럼 저희가 특별히 신경 써야 하는 약들이 있거든요. 이런 약들은 아주 드물기는 하지만, 혹시 이를 뽑거나 임플란트처럼 잇몸뼈와 관련된 치료를 받으실 때 턱뼈에 예상치 못한 문제를 일으킬 가능성이 있어서 미리 꼭 알아두어야 한답니다.

그래서 만약 이를 뽑거나 뼈와 관련된 수술을 받으실 계획이 있다면, 어떤 골다공증약을 얼마나 오랫동안 드셨는지 꼭 저희 치과에 미리 알려주시는 것이 정말 중요해요. 필요하다면 환자분의 주치의 선생님과 상의해서 치료 전에 잠깐 약 복용을 조절하거나 시기를 맞추는 경우도 있을 수 있거든요.

요약 SUMMUARY

주의 필요한 약물
- 골다공증 치료제 중 일부, 특히 아래와 같은 약물은 치과치료 시 드물게 **턱뼈 괴사**(MRONJ)를 유발할 수 있어 주의가 필요합니다.
  - **비스포스포네이트 계열**(예: 알렌드로네이트 – 상품명 포사맥스 등)
  - **데노수맙 성분**(상품명: 프롤리아 등)

사전 고지 필수
- 발치나 임플란트 등 턱뼈에 영향을 주는 시술이 예정된 경우, 복용 중인 골다공증 약물의 이름과 복용 기간을 반드시 치과의사에게 알려야 합니다.

의료진 협의
- 필요한 경우, 내과 주치의와 상의하여 약물의 일시적 중단이나 투여 시기 조정을 고려할 수 있습니다.

6

골다공증 환자의
구강 관리 시 주의사항

───── 골다공증약을 드시는 동안에는 턱뼈 건강을 위해서 입안을 청결하게 관리하는 게 생각보다 정말 중요해요. 혹시 입안에 염증이나 감염이 생기면, 드물긴 하지만 턱뼈에 문제가 생길 가능성이 조금 높아질 수 있거든요. 그래서 매일 하루 두 번 이상 꼼꼼하게 칫솔질해 주시고, 치실이나 치간칫솔 같은 걸로 치아 사이사이랑 잇몸 경계부분도 깨끗하게 닦아주시면 아주 좋아요. 그리고 3개월에서 6개월에 한 번 정도는 치과에 들르셔서 스케일링도 받으시고, 잇몸이나 뼈는 괜찮은지 정기적으로 확인하시는 게 큰 도움이 된답니다. 혹시 틀니를 사용하신다면, 틀니가 잇몸을 불편하게 하거나 상처를 내지 않도록 잘 맞게 관리하는 것도 잊지 마시고요. 무엇보다 입안이 좀 불편하거나, 아프거나, 붓거나 하는 이상한 느낌이 들면 망설이지 마시고 바로 치과에 오셔서 확인받아 보시는 게 가장 안전하고 좋아요.

요약 SUMMUARY

구강 위생의 중요성
- 입안의 염증이나 감염은 턱뼈 괴사(MRONJ) 위험을 높일 수 있으므로, 평소 철저한 구강 위생 관리가 매우 중요합니다.

실천 방법
- 하루 2회 이상 꼼꼼히 칫솔질을 합니다.
- 치실이나 치간칫솔, 구강세정기 등을 함께 사용하여 치아 사이와 잇몸 경계부를 깨끗이 관리합니다.
- **정기 검진**: 3~6개월마다 정기적으로 치과를 방문하여 구강 검진 및 스케일링을 받고 잇몸과 치조골 건강 상태를 점검합니다.
- **틀니 관리**: 틀니를 사용하는 경우, 잇몸에 상처나 염증을 유발하지 않도록 잘 맞는 틀니를 착용하고 관리합니다.
- **이상 시 즉시 방문**: 입안에 불편감이나 이상 증상(통증, 부기, 고름 등)이 생기면 즉시 치과에 방문하여 진료를 받습니다.

7

골다공증 약물 종류와 특징

복용 중인 약물에 따라 관리 방법이 달라질 수 있어요. 아래는 주요 약물 종류예요.

약물 종류	작용 방식
비스포스포네이트	뼈를 파괴하는 파골세포를 억제해요.
데노수맙	파골세포가 성숙하는 걸 막아서 뼈 흡수를 줄여요.
SERM(예: 랄록시펜)	여성호르몬처럼 작용해서 뼈를 보호해요.
PTH 유사체(테리파라타이드)	뼈를 새로 만들게 도와줘요.
로모소주맙	뼈를 만들고, 동시에 파괴는 줄이는 이중 작용을 해요.

악골괴사증

악골괴사(MRONJ)란 무엇이고, 얼마나 위험한가요?

악골괴사(MRONJ: Medication-Related Osteonecrosis of the Jaw)

MRONJ는 특정 골다공증 치료제 복용과 관련하여 매우 드물게 발생할 수 있는 턱뼈 괴사 합병증입니다.

일반적인 골다공증 환자에게는 발생 위험이 매우 낮지만, 특정 약물을 장기간 복용하거나 발치/임플란트 등 턱뼈 관련 수술을 받는 경우 위험도가 약간 증가할 수 있습니다.

악골괴사(MRONJ) **발생 위험**(낮은 순서 → 높은 순서)

약물 종류	발생 위험
비스포스포네이트	거의 없음 (0%에 가까움)
SERM, PTH 유사체	약 0.02~0.05%

로모소주맙	0.001~0.01% 정도
경구 비스포스포네이트	뼈를 새로 만들게도와줘요.
데노수맙(장기 사용 시)	최대 0.3%
정맥주사 비스포스포네이트(암 치료 등)	1~10%(가장 높음)

절대 위험도는 매우 낮지만, 치과치료 전 약물 정보 공유는 꼭 필요해요.

최종 요약 및 당부사항

- 골다공증이 있더라도 대부분의 일반적인 치과치료(충치 치료, 스케일링 등)는 안전하게 받을 수 있습니다.
- 하지만 복용 중인 약물(특히 비스포스포네이트, 데노수맙 등)과 치료 종류(발치, 임플란트 등)에 따라 **사전 준비와 주의가 중요**합니다.
- **부작용 예방 방법**
    - 평소 철저한 구강 위생 관리(칫솔질, 치실 사용 등).
    - 정기적인 치과 검진 및 스케일링(3~6개월 간격).
    - 필요시 내과–치과 의료진 간의 협의.
- **가장 중요한 점**: 치과 방문 시에는 **"골다공증이 있고, 현재 ○○○ 약**(정확한 약 이름)**을 복용 중입니다."** 라고 의료진에게 **반드시 말씀해 주세요.**

2

악골괴사증(MRONJ)의 정의 및 진단 기준

────── '턱뼈 괴사증' 혹은 'MRONJ'라는 말을 들어보셨을까요? 이건 말 그대로 우리 턱뼈의 일부가 좀 건강하지 못하게 되는, 아주 드문 경우를 말하는데요. 주로 골다공증약(비스포스포네이트나 데노수맙 같은 약들이에요)이나 항암제, 면역억제제 같은 특정 약을 오랫동안 사용하신 분들에게서 아주 가끔 나타날 수 있다고 알려져 있어요.

그래서 의사 선생님이 '혹시 MRONJ는 아닐까?' 하고 진단하실 때는 몇 가지 중요한 점들을 확인해요. 첫째, 예전에 턱 부위에 방사선 치료를 받으신 적은 없는지 여쭤보고요. 둘째, 입안이나 얼굴 피부를 통해 뼈가 직접 보이거나 만져지는데, 그 상태가 두 달(8주) 이상 계속되는지를 살펴봐요. 마지막으로, 앞서 말씀드린 관련 약들을 복용하신 적이 있는지를 확인해서 이 세 가지 조건이 모두 해당될 때 MRONJ로 진단하게 된답니다. 매우 드문 질환이니 너무 걱정하지 마시되, 관련 약을 드시고 계시다면 치과 진료 시 꼭 말씀해 주시는 게 중요해요.

요약 SUMMUARY

정의

- 턱뼈(악골) 조직이 괴사하는(죽는) 드문 질환.
- 특정 약물—골다공증 치료제(비스포스포네이트, 데노수맙 등), 항암제, 면역억제제 등—의 장기 복용과 관련하여 발생할 수 있음.

진단 기준(아래 세 가지 조건을 모두 만족해야 함)

- **방사선 치료 이력 부재**: 과거 턱뼈 부위에 방사선 치료를 받은 적이 없음.
- **뼈 노출**(8주 이상 지속): 구강 내 또는 구강 외(피부 등) 경로를 통해 괴사된 뼈가 8주 이상 노출되어 있거나, 누공(구멍)을 통해 뼈가 탐지(만져짐)되는 상태가 8주 이상 지속됨.
- **약물 복용 이력**: MRONJ 유발 가능 약물(비스포스포네이트, 데노수맙 등)의 현재 또는 과거 복용 이력이 있음.

③
악골괴사증(MRONJ)은 어떤 증상이 나타나나요?

MRONJ는 처음에는 특별한 증상이 잘 느껴지지 않을 수도 있어요. 하지만 병이 조금씩 진행되면 몇 가지 변화들을 느끼실 수 있는데요. 예를 들어 입안 상처가 잘 아물지 않거나, 심하면 잇몸을 통해 **뼈**가 직접 보이기도 해요. 또 그 부위가 아프거나 붓고, 염증 때문에 고름 같은 것이 나올 수도 있고요. 멀쩡하던 이가 갑자기 흔들리거나, 턱뼈에 작은 구멍 같은 게 생긴 느낌이 들 수도 있습니다. 음식을 씹거나 말할 때 불편함을 느끼기도 하고, 아주 드물지만 심한 경우에는 **턱뼈** 자체가 약해져서 부러지는 상황까지 갈 수도 있답니다. 그래서 혹시라도 이런 증상들 중 하나라도 비슷하게 느껴지신다면, '좀 지나면 괜찮아지겠지' 하고 기다리지 마시고 꼭 바로 병원에 오셔서 정확히 확인해 보시는 것이 정말 중요해요.

> **요약** SUMMUARY

- 초기: 뚜렷한 증상이 없을 수 있음.

진행 시 나타날 수 있는 증상

- **구강 내 뼈 노출.**
- **잇몸 등 구강 내 상처 치유 지연.**
- **통증.**
- **잇몸 부기.**
- **고름**⁽농⁾ **배출**.
- **치아 흔들림.**
- **턱뼈 누공 형성.**
- 말하기⁽발음⁾ 또는 씹기⁽저작⁾ 시 불편감.
- ⁽심한 경우⁾ 병적 턱뼈 골절.

4

악골괴사증(MRONJ)의 단계는 어떻게 나뉘나요?

MRONJ도 병이 얼마나 진행되었는지에 따라 상태를 몇 단계로 나누어서 볼 수 있어요. 단계별로 나타나는 모습이나 불편함이 조금씩 다르거든요.

가장 초기인 0단계는 겉으로 뼈가 드러나 보이지는 않지만, 왠지 모르게 턱이 좀 뻐근하다거나 잇몸이 붓는 것처럼 약간 불편한 증상이 있을 때를 말해요.

1단계가 되면 이제 잇몸 위로 뼈가 조금 보이기는 하는데, 다행히 통증은 없는 상태예요.

2단계는 뼈가 보이는 것에 더해서, 그 부위가 아프거나 염증이 생겨서 불편함이 함께 있는 상태랍니다.

3단계는 뼈가 손상된 범위가 넓어지고, 턱뼈에 구멍이 나거나 염증이 크게 생기는 등 문제가 더 심각해진 경우를 말해요.

요약 SUMMUARY

Stage 0
- 뼈 노출은 없음.
- **비특이적 증상**(예: 턱의 뻐근함, 둔통, 잇몸 부기 등) 또는 방사선학적 이상 소견이 있을 수 있음.

Stage 1
- 뼈 노출 있음.
- 통증이나 **감염**(염증)**의 임상적 증거는 없음**.

Stage 2
- 뼈 노출 있음.
- 통증 및/또는 **감염**(염증)**의 임상적 증거 동반**.

Stage 3
- **뼈 노출 및 통증/감염**(염증) **동반.**
- 다음 중 하나 이상 해당: 광범위한 뼈 손상, 턱뼈 누공(구멍) 형성, 병적 골절, 구강 외 누공, 구강–비강/상악동 누공 등(사용자 제공 내용 기반 요약: 뼈 손상이 광범위하며, 턱뼈에 구멍이 나거나 큰 염증이 발생).

5
악골괴사증(MRONJ) 치료는 어떻게 하나요?

MRONJ 치료는 병이 어느 단계까지 진행되었는지, 그리고 환자분의 전반적인 건강 상태는 어떠신지에 따라 조금씩 다른 방법으로 접근하게 돼요.

만약 아직 초기 단계인 **0단계나 1단계**라면, 보통은 바로 수술을 서두르기보다는 입안을 청결하게 관리하고 필요에 따라 약을 쓰면서 상태가 더 나빠지지 않는지 주기적으로 지켜보는 경우가 많아요. 입안 위생 관리가 정말 중요하답니다

하지만 뼈가 드러나 보이고 통증이나 염증까지 동반된 **2단계나, 그보다 더 진행된 3단계**의 경우에는 조금 더 적극적인 치료가 필요할 수 있어요. 먼저 항생제 등으로 염증을 가라앉히는 치료를 하고, 그 후에 상태를 봐서 문제가 되는 죽은 뼈 부분을 수술로 조심스럽게 제거하는 것을 고려하기도 해요.

어떤 치료를 하든, 치료 후에는 입안의 상처가 깨끗하게 잘 아물도록 관리하는 것이 중요해요. 그래야 나중에 필요하다면 원래 드시던 약물 치료(예: 골다공증약)도 다시 안전하게 시작할 수 있거든요.

요약 SUMMUARY

기본 원칙

- 치료 방법은 MRONJ 병기(Stage)와 환자의 전신 건강 상태를 종합적으로 고려하여 결정됩니다.

병기별 접근법

- **Stage 0~1**(초기)
  - 주로 **보존적 치료** 시행.
  - 약물 요법(예: 항균성 구강 세정제, 통증 관리 약물 등).
  - 철저한 구강 위생 관리 교육 및 실천.
  - 정기적인 경과 관찰.
- **Stage 2~3**(진행)
  - **1단계**: 감염 및 염증 관리(예: 항생제 투여).
  - **2단계**(필요시): 외과적 치료-괴사된(죽은) 뼈조직 제거 수술고려.

치료 후 목표

- 구강 점막의 건강한 치유 유도.
- 환자가 필요한 기저 약물 치료(예: 골다공증약)를 추후 안전하게 재개할 수 있도록 구강 상태 회복 지원.

6

약물에 따라
위험도가 달라요

———— 골다공증약을 드시고 계신다고 해서 치과치료를 받으실 때 너무 염려하실 필요는 없지만, 약 종류에 따라서 저희가 조금 더 신경 써야 하는 부분들이 있어요. 예를 들어 '비스포스포네이트' 계열 약은 오래 드실수록, 또 '데노수맙' 주사는 다른 약보다 조금 더 턱뼈에 문제가 생길(MRONJ) 가능성이 있다고 알려져 있거든요. 특히 데노수맙 주사는 중간에 맞지 않으면 갑자기 뼈가 약해질 수 있어서 중단할 때도 신중해야 하고요. 암 치료 같은 이유로 주사로 맞는 비스포스포네이트는 상대적으로 위험이 더 높다고 보고 있어요. 물론 다른 약들은 위험이 아주 낮거나 거의 없다고 알려져 있지만, 어떤 약이든 치과에 오시면 꼭 알려주시는 게 중요해요.

※ 비스포스포네이트 복용 후 데노수맙으로 바꾸는 경우, MRONJ 발생 위험이 더 올라갈 수 있어요.

7

치과치료 받을 때 주의할 점

───── 일반적인 골다공증 환자분들은 대부분의 치과치료를 안전하게 받으실 수 있지만, 혹시 이를 뽑거나 임플란트처럼 **뼈를 건드리는 치료**를 계획 중이시라면, 어떤 약을 얼마나 드셨는지 반드시 저희에게 먼저 말씀해 주셔야 해요. 특히 고용량 약을 쓰시거나 암 치료를 받고 계신 분들은 치료 전에 꼭 주치의 선생님과 충분히 상의하시는 과정이 필요하고요. 아, 그리고 평소 잇몸에 염증(치주염)이 있으면 턱뼈 문제 위험도 같이 높아질 수 있으니, 잇몸 건강 관리도 정말 중요해요.

요약 SUMMUARY

- **일반 환자**: 대부분 안전하게 치료 가능.
- **침습적 치료 시**: 임플란트, 발치 등 계획 시 복용 약물 및 기간 고지 필수.
- **고위험군**: 고용량 약물 사용자(특히 암 환자)는 수술 전 의사 상담 필수.
- **구강 건강**: 치주염, 임플란트 주위염은 MRONJ 위험 높이므로 잇몸 관리 중요.

8

치료 계획은
이렇게 조정해요

환자분께서 알려주신 약 복용 정보(약 이름, 용량, 기간 등)를 바탕으로, 필요하다면 주치의 선생님과 상의해서 치료 전에 약을 잠시 쉬거나(휴지기라고 해요) 조절하는 계획을 세울 수도 있어요(다만 데노수맙은 말씀드렸듯이 끊는 시기를 정말 잘 조절해야 하고요). 임플란트처럼 큰 치료 전에는 이런 위험 가능성에 대해 저희가 충분히 설명드리고 동의서도 받게 될 거예요.

> **요약** SUMMUARY

- **약물 이력 확인**: 약명, 용량, 복용 기간 등 정보 제공 필수.
- **의료진 협의**: 필요시 내과 주치의와 약물 조절 또는 휴지기(Drug Holiday) 협의(데노수맙 주의: 중단 시점/기간 신중 결정 필요—골절 위험 증가 가능).
- **사전 동의**: 임플란트 등 시술 전 MRONJ 위험 설명 및 동의서 작성 필요.

9

예방을 위한
구강 관리 수칙

이런 드문 부작용을 예방하는 가장 좋은 방법은, 역시 매일 칫솔질과 치실 사용을 꼼꼼히 해주시고, 정기적으로(보통 3~6개월마다) 치과에 오셔서 검진과 스케일링을 받으시는 거예요. 틀니가 있다면 잇몸을 누르지 않게 잘 관리해 주시고요. 때로는 감염 예방을 위해 큰 시술 전후에 항생제를 드시기도 한답니다. 무엇보다 궁금한 점이나 걱정되는 부분을 저희와 편하게 상의해 주시는 게 제일 중요해요.

요약 SUMMUARY

- **개인 위생**: 매일 칫솔질 및 치실 사용 철저.
- **정기 검진**: 정기적(3~6개월) 치과 내원(검진 및 스케일링).
- **보철물 관리**: 의치(틀니)/보철물이 잇몸에 자극 없도록 관리.

- **예방적 항생제**: 침습적 시술 전후 감염 예방 위해 투여 고려 가능.
- **의료진 소통**: 필요시 내과–치과 협진 및 충분한 상담.
- **사전 설명/동의**: 치료 전 악골괴사(MRONJ) 발생 가능성 설명 및 동의.

| 12장 |

간 질환 및 간경변

DENTAL CLINIC

간 질환을 고려하지 않고 치과치료를 진행했을 때 발생한 문제 사례

사례 1
이 모 씨(남성, 58세)는 만성 B형 간염을 10년 이상 앓고 있으며, 최근 치과에서 치주 치료를 받기 위해 방문했습니다. 하지만 환자는 본인의 간 질환 상태를 의료진에게 제대로 전달하지 않았습니다. 치료 중 예상보다 과다한 출혈이 발생하였고, 치료 후 출혈이 쉽게 멈추지 않아 추가 지혈 조치를 시행했습니다. 병원 이송 후 검사 결과, 간염으로 인한 혈액응고인자 감소와 혈소판 수치 저하가 확인되었습니다.

사례 2
박 모 씨(남성, 65세)는 과거 15년 이상 과도한 음주로 인해 알코올성 간경변증 진단을 받은 환자입니다. 치과에서 임플란트 수술을 받던 중 국소 마취제 투여 직후 갑작스러운 혈압 저하, 호흡곤란, 의식 저하가 발생했습니다. 즉시 응급 처치를 시행하고 병원으로 이송되었습니다. 병원 검사 결과 간경변증으로 인한 약물 대사 장애가 원인으로 밝혀졌습니다. 이 사례는 알코올성 간 질환 환자의 약물 사용 시 주의와 치료 전 환자의 전신 상태 평가가 중요함을 보여줍니다.

사례 3
최 모 씨(여성, 70세)는 만성 C형 간염을 진단받고 항바이러스제 치료를 받고 있었습니다. 환자는 구강 내 염증 치료를 위해 치과를 방문했으나, 간 질환에 대한 정보 공유가 제대로 이루어지지 않았습니다. 치료 후 며칠이 지나도 구강 내 염증이 개선되지 않고 오히려 악화되어 고열과 통증이 나타났습니다. 병원 검사 결과, 면역력 저하로 인한 세균 감염이 확인되었습니다. 이 사례는 만성 간염 환자의 면역 상태가 저하되어 감염 관리가 중요함을 강조합니다.

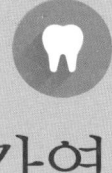

간염

1
간염의 정의 및 진단 기준

―――― 간염이라는 것은 말 그대로 우리 몸의 중요한 장기인 '간'에 염증이 생긴 상태를 말해요. 간염을 일으키는 원인은 바이러스 감염처럼 전염되는 것도 있고, 술이나 약 때문에 생기는 것처럼 전염되지 않는 것도 있어요. 그중에서도 가장 흔한 건 바이러스 때문에 생기는 간염인데, 우리가 흔히 들어본 A형 간염, B형 간염, C형 간염이 바로 이 바이러스성 간염에 속한답니다.

 병원에서는 보통 피검사를 통해서 간염인지, 또 어떤 종류의 간염인지 진단하는데요. 핏속에 특정 간염 바이러스가 있는지, 또는 우리 몸이 바이러스와 싸우면서 만들어 낸 흔적(항원이나 항체라고 해요)이 있는지를 확인해요. 그리고 간세포가 염증 때문에 손상되면 핏속으로 나오는 효소들(AST, ALT 같은 것들)의 수치가 높아지는데, 이 수치를 확인하는 것도 간염 진단에 중요한 단서가 된답니다.

요약 SUMMUARY

정의
- 다양한 원인(감염성 및 비감염성)에 의해 간(Liver) 조직에 염증이 발생하는 상태.

주요 원인
- **바이러스성 간염**: 가장 흔하며, A형, B형, C형 간염 바이러스 등이 대표적임.
- **기타**: 알코올, 약물, 자가면역 질환 등.

진단 기준
- **혈액 검사**
  - **바이러스 표지자 검사**: 혈액 내 특정 바이러스 항원(Antigen) 또는 항체(Antibody) 검출.
  - **간 기능 검사**: 간 효소 수치(AST, ALT 등)의 상승 확인(필요시 간 초음파, 조직 검사 등 추가 검사 시행 가능).

2

간염 환자의 임상증상

―――― 간염에 걸리면 나타나는 증상들이 보통 시간 순서에 따라 몇 단계를 거쳐서 나타나요.

처음에는 '전구기'라고 부르는 시기가 있는데, 이건 눈이나 피부가 노랗게 변하는 황달이 생기기 한 1~2주 전쯤이에요. 이때는 꼭 감기 몸살처럼 느껴질 수 있어요. 밥맛도 없고, 속이 메슥거리거나 토할 수도 있고, 온몸이 으슬으슬 춥거나 근육통이 생기고 아주 피곤하죠.

그다음에는 '황달기'가 와요. 이름처럼 실제로 눈 흰자위나 피부가 노랗게 변하는 황달이 나타나는 시기예요. 이때는 속이 불편한 증상들이 더 심해질 수 있고, 배를 진찰해 보면 간이나 비장이 커져 있는 경우도 있어요.

마지막으로 '회복기'에 접어들면 다행히 이런 힘들었던 증상들이 서서히 좋아지기 시작해요. 하지만 증상이 다 사라졌다고 해서 간 기능까지 완전히 회복된 건 아닐 수 있어요. 간 기능이 정상으로 돌아오거나 커졌던 간이 원래 크기로 돌아오기까지는 시간이 조금 더 걸릴 수 있답니다.

요약 SUMMUARY

1. 전구기

- **시기**: 황달 발생 약 1~2주 전 기간.
- **특징**: 비특이적 전신 증상 발현(인플루엔자 유사 증상).
- **주요 증상**: 식욕부진, 오심, 구토, 피로감, 근육통, 미열 등.

2. 황달기

- **특징**: 황달 발현 및 위장관계 증상 심화.
- **주요 증상/징후**: 황달, 진한 소변 색, 회색 변, 전구기 증상 일부 지속 또는 악화. 간 비대, 비장 비대 촉진 가능.

3. 회복기

- **특징**: 황달 및 전반적인 임상증상 점진적 소실.
- **참고사항**: 임상증상 호전 후에도 간 기능 검사 이상 및 간 비대는 일정 기간 지속될 수 있음.

3

간염 환자의
치과치료 시 고려 사항

───── 간염을 앓으셨거나 현재 치료 중이시라면, 치과치료를 시작하기 전에 저희에게 꼭 미리 말씀해 주시는 것이 정말 중요해요. 저희는 치료 전에 환자분께서 어떤 종류의 간염을 앓으셨는지, 현재 간 기능은 괜찮으신지, 그리고 바이러스가 몸 안에서 활발하게 활동하고 있는 상태는 아닌지 등을 꼭 확인해야 하거든요.

왜냐하면 간염이 있으시면 몸 상태에 따라 피가 다른 분들보다 잘 멎지 않을 수도 있고, 저희가 사용하는 약(마취제나 진통제 등)을 몸에서 분해하고 처리하는 능력이 좀 떨어져 있을 수도 있어요. 또 몸의 면역력이 약해져서 치료 후에 감염이 생길 가능성도 조금 더 높아질 수 있고요. 특히 간 기능이 많이 안 좋으신 상태라면, 치료 중에 피가 나는 문제나 감염이 생기지 않도록 저희가 더욱더 조심하고 철저하게 관리해야 해요.

요약 SUMMARY

필수 사전 확인 사항

- **간염 병력**: 과거 또는 현재의 간염 진단 여부 및 종류(A, B, C형 등) 확인.
- **현재 간 기능 상태**: 최근 간 기능 검사(AST, ALT, 빌리루빈, 알부민, 프로트롬빈 시간 등) 결과 확인.
- **바이러스 활동성 여부**: 필요한 경우, 바이러스 증식 정도(HBV DNA, HCV RNA 등) 확인.

주요 잠재적 문제점

- **출혈 경향 증가**: 간 기능 저하 시 응고 인자 생성 감소로 출혈 위험 증가.
- **약물 대사 능력 저하**: 간에서 대사되는 약물(마취제, 진통제, 항생제 등)의 작용 시간 연장 또는 독성 증가 위험.
- **감염 취약성 증가**: 면역 기능 저하로 인한 치료 후 감염 위험 증가.

간 기능 현저히 저하된 경우

- **출혈 관리**: 더욱 철저한 지혈 계획 및 준비 필요.
- **감염 예방**: 더욱 엄격한 감염 관리 프로토콜 적용 필요.
- **내과의사(주치의)와의 긴밀한 협진 필수.**

4
간염 환자의 치과치료 계획의 변경

 만약 지금 급성 간염을 앓고 계시거나, 간 기능 검사 결과가 아주 안 좋게 나온 상태라면 몸이 먼저 회복되는 것이 가장 중요하기 때문에 당장 급하게 해야 하는 치료가 아니라면 치과치료는 간 기능이 어느 정도 돌아올 때까지 잠시 미루는 것이 더 안전하고 좋아요.
 만성 간염을 가지고 계신 경우에도 저희는 치료 계획을 세울 때 조금 더 조심스럽게 접근해요. 혹시라도 치료 중에 피가 많이 나거나 염증이 생길 수 있는 위험을 최대한 줄이는 방향으로, 꼭 필요한 치료 위주로 계획하는 것이 좋다고 생각하거든요.
 그래서 안전하게 치료를 시작하기 전에, 미리 피검사를 통해서 현재 간 기능 상태가 어떤지 한번 확인해 보는 것이 환자분과 저희 모두에게 도움이 된답니다.

> **요약** SUMMUARY

급성 간염 또는 간 기능 현저히 저하 시

- **원칙**: 응급상황이 아닌 비응급 치과치료는 **간 기능이 회복될 때까지 연기**하는 것이 바람직합니다.

만성 간염 환자

- **치료 계획**: 과도한 출혈 및 감염 위험을 최소화할 수 있도록 **보수적인 치료 계획** 수립을 권장합니다.

권장 사항(일반)

- 치과치료 시작 전, **간 기능 평가를 위한 혈액 검사**를 시행하여 현재 상태를 확인하는 것이 좋습니다.

5

간염 환자의 치과치료 시 약물 사용의 주의사항

———— 우리 몸의 간은 우리가 먹는 약을 분해하고 처리하는 아주 중요한 역할을 해요. 그런데 간염 때문에 간 기능이 떨어져 있으면, 약을 분해하는 능력도 같이 약해질 수 있답니다. 그래서 약을 사용할 때 특별히 더 조심해야 해요.

예를 들어 우리가 흔히 아플 때 먹는 '타이레놀(아세트아미노펜 성분)'이나 '이부프로펜' 같은 소염진통제(NSAIDs)도 간에서 처리되는 약들이에요. 그래서 간염이 있으신 분들은 이런 약들을 아예 피하는 것이 좋거나, 꼭 드셔야 한다면 양을 훨씬 줄여서 조절해야 할 수 있어요.

특히 항생제나 다른 종류의 진통제, 또는 마음을 안정시키는 진정제 같은 약들은 간 기능이 좋지 않을 때 몸에 부담을 주거나 오히려 독이 될 위험이 더 커질 수 있어요.

그렇기 때문에 치과치료 중에 어떤 약을 써야 할지, 또 얼마나 써야 할지는 반드시 환자분의 몸 상태를 가장 잘 아시는 주치의 선생님(내과 전문의)과 저희 치과가 함께 상의해서 신중하게 결정해야만 환자분께 안전해요.

요약 SUMMUARY

간 대사 약물 주의

- **대상 약물**(예시): 아세트아미노펜(타이레놀 등), NSAIDs(비스테로이드성 소염진통제) 등 간에서 주로 대사되는 약물.
- **조치**: 간 기능 저하 정도에 따라 사용 회피 또는 반드시 용량 조절 필요.

기타 주의 약물군

- **대상 약물**(예시): 특정 항생제, 진통제, 진정제 등.
- **위험성**: 간 기능 저하 상태에서는 약물 독성 발현 위험 증가.

필수 조치

- 치과치료 시 필요한 약물(마취제, 항생제, 진통제 등)의 선택 및 용량 결정은 **반드시 환자의 내과 전문의**(주치의)**와 협력**하여 신중하게 이루어져야 함.

6

간염 환자의 응급상황 관리와 구강 관리 시 주의사항

　　　　　　　간염이 있으신 분이 치과치료 중에 예상치 못한 응급상황이 발생하면, 저희는 환자분의 몸 상태를 고려해서 더 신중하게 대처해야 해요. 예를 들어, 피가 잘 멎지 않을 가능성이나 감염 위험이 더 높을 수 있다는 점을 항상 생각하고 있거든요. 그래서 만약 피가 많이 나거나 잘 멈추지 않는다면, 저희가 할 수 있는 지혈 처치(지혈제를 사용하거나 거즈로 꽉 누르는 등)를 적극적으로 하고, 필요하다면 즉시 응급 의료기관(119 등)에 도움을 요청할 거예요.

　그리고 평소에 입안을 깨끗하게 관리하시는 것이 간염 환자분들께는 특히 더 중요해요. 왜냐하면 잇몸병 같은 입안의 염증이 심해지면 몸 전체의 건강 상태에도 영향을 줄 수 있기 때문이에요. 그래서 매일 꼼꼼하게 양치질하시고 치실도 잘 사용해 주시고, 정기적으로 치과에 오셔서 검진받고 스케일링 같은 예방 관리를 받으시는 것이 가장 좋은 방법이랍니다.

결론적으로, 간염이 있으신 환자분들이 안전하게 치과치료를 받으시기 위해서는, 저희가 환자분의 현재 몸 상태를 지속적으로 확인하고, 또 환자분의 주치의 선생님(내과)과 긴밀하게 협력하면서 치료를 진행하는 것이 가장 바람직하다고 할 수 있어요.

요약 SUMMUARY

응급상황 관리
- **고려 사항**: 처치 시 환자의 **출혈 경향 증가** 및 **감염 위험 증가** 가능성을 반드시 고려해야 함.
- **출혈 시 대처**: 과다 출혈 또는 출혈성 합병증 발생 시, 국소 지혈제 사용 및 압박 지혈 등 **적극적인 지혈 처치** 시행. 필요시 즉시 응급 의료기관(119 등) 연락.

구강 관리의 중요성
- **전신 영향**: 구강 내 감염(특히 치주염)이 전신 감염원으로 작용하거나 전신 상태에 악영향을 줄 수 있으므로 **예방적 관리가 매우 중요함**.
- **실천 방안**: **철저한 개인 구강 위생 관리**(칫솔질, 치실 등) 및 **정기적인 치과 검진**(스케일링 포함) 필수.

종합적 관리 접근
- 안전한 치과치료를 위해서는 환자 상태에 대한 **지속적인 평가**와 내과적 협진(의료진 간 협력)을 병행하는 것이 가장 바람직함.

알코올성 간 질환

1

알코올성 간 질환의
정의 및 진단 기준

───── '알코올성 간 질환'이라고 들어보셨나요? 이름 그대로 술을 오랫동안 많이 드셨을 때 우리 몸의 중요한 장기인 간에 여러 가지 문제가 생길 수 있는 상태를 말해요. 보통 세 단계 정도로 나누어 볼 수 있는데요.

가장 처음이자 흔한 단계는 '지방간'이에요. 술을 드시고 나서 간에 지방, 즉 기름기가 끼는 건데, 다행히 이 단계에서는 술을 끊고 관리하시면 대부분 원래의 건강한 간으로 돌아올 수 있어요.

하지만 여기서 술을 계속 드시면 '알코올성 간염'으로 넘어갈 수 있어요. 이때는 간세포에 염증이 생기고 세포가 파괴되기 시작하는, 조금 더 심각한 상태예요. 이것도 잘 관리하면 회복될 수 있지만, 심한 경우에는 간세포가 죽기도 한답니다.

가장 심각한 마지막 단계가 '간경화(간경변증)'인데요. 이때는 간이 딱

딱하게 굳어버리고(섬유화된다고 해요) 제 기능을 거의 못 하게 돼요. 안타깝게도 간경화 단계까지 가면 이전의 건강한 간으로 되돌리기는 매우 어려워요.

그래서 의사 선생님들은 환자분의 몸에 나타나는 증상이나 변화를 보고, 얼마나 오랫동안 술을 드셨는지 등을 자세히 여쭤보고, 피검사 같은 검사를 통해서 간이 지금 어떤 상태인지 진단하게 된답니다.

요약 SUMMUARY

정의
- 지속적인 과량의 알코올 섭취로 인해 간에 발생하는 다양한 병적 상태.

주요 단계
- **지방간**
    - 특징: 간 내 지방 축적(음주 후 발생).
    - 예후: 대부분 가역적(금주 시 회복 가능).
- **알코올성 간염**
    - 특징: 간세포 염증 및 파괴(지방간보다 심각).
    - 예후: 가역적일 수 있으나, 심한 경우 간세포 괴사 가능.
- **간경화**
    - 특징: 비가역적인 간의 섬유화, 구조 변형, 심각한 간 기능 상실(가장 심각).
    - 예후: 비가역적.

진단 방법
- 임상적 징후 및 증상 평가.
- 알코올 섭취력 청취(음주량, 기간 등).
- 혈액 검사(간 기능 검사, 필요시 복부 초음파, CT, 간조직 검사 시행).

2

알코올성 간 질환 환자의 임상증상

───── 알코올 때문에 간이 계속 힘들어하면 우리 몸에 여러 가지 신호가 나타날 수 있어요. 사람마다 나타나는 증상은 조금씩 다를 수 있지만, 흔히 볼 수 있는 것들을 말씀드릴게요.

우선 몸이 예전 같지 않게 느껴질 수 있어요. 밥맛도 없고, 속이 메슥거리거나 토하기도 하고, 늘 피곤하고 기운이 없을 수 있고요. 괜히 열이 나거나 살이 빠지는 경우도 있어요.

겉으로 보이는 변화도 생길 수 있는데요. 눈이나 피부가 노랗게 변하는 황달이 대표적이고요. 병이 좀 진행되면 배에 물이 차서 배가 불룩해지거나 발목 같은 곳이 붓기도 해요. 피부를 자세히 보면 거미줄처럼 작은 빨간 실핏줄이 보이거나 손바닥이 유난히 붉어 보일 수도 있답니다. 손톱 색깔이 하얗게 변하거나 줄무늬가 생기기도 하고요. 또 입에서 약간 달콤하면서도 독특한 냄새가 날 수도 있어요.

간 기능이 떨어지면 피가 잘 멎지 않아서 잇몸에서 피가 나기 쉽고, 여기저기 멍이 잘 들 수도 있고요.

만약 병이 아주 심해지면 정신이 오락가락하거나 혼란스러워지고, 심각하면 의식을 잃는 혼수상태까지 갈 수도 있어서 정말 위험할 수 있어요. 그러니 이런 변화들이 느껴지면 꼭 의사 선생님과 상의하셔야 해요.

요약 SUMMUARY

간/비장 변화
- 간 비대(간 크기 증가).
- 비장 비대(비장 크기 증가).

황달
- **눈의 흰자위나 피부가 노랗게** 변색됨.

전신 증상
- 식욕 감소.
- **오심**(메스꺼움), **구토**.
- **무기력감, 만성 피로**.
- 체중 감소.
- 발열.

체액 저류(심한 경우)
- **복수**(복강 내 체액 축적).
- 발목 등 하지 부종.

피부/점막/손톱 변화
- 성망상 혈관종(거미 모양의 작은 혈관 확장).

- 손바닥 홍반(손바닥 붉은 반점).
- 치은(잇몸) 출혈.
- 손톱의 흰색 변화 또는 줄무늬.

기타
- **특징적인 구취**(단내).
- **출혈 경향 증가 및 혈액 응고 장애.**

심각한 합병증(간성 뇌증)
- 의식 변화, 성격 변화, 혼동 등 뇌 기능 장애(뇌병변).
- 혼수상태.

3
알코올성 간 질환 환자의 치과치료 시 고려 사항

———— 알코올 때문에 간 건강이 좋지 않으신 분들은 치과치료를 받으실 때 저희가 특별히 더 조심하고 신경 써야 할 부분들이 있어요. 가장 크게는 두 가지인데요, 하나는 치료 과정 중에 생각보다 피가 잘 멎지 않을 수 있다는 점이고, 다른 하나는 마취제나 진통제 같은 약을 몸에서 처리하는 능력이 다를 수 있다는 점이에요.

그래서 환자분께서 알코올성 간 질환이 있으신지 저희가 미리 정확히 아는 것이 정말 중요하고요, 안전한 치료를 위해서 환자분의 간 상태를 잘 아시는 주치의 선생님과 저희 치과가 서로 상의하고 협력하는 과정이 꼭 필요해요. 혹시 최근에 건강 검진이나 병원 진료를 받으신 지 오래되셨다면, 치료 전에 피검사나 피가 얼마나 잘 멎는지 알아보는 검사를 먼저 받아보시는 것이 좋을 수도 있답니다. 또 간 기능이 떨어져 있으면 약을 분해하는 능력도 함께 떨어지기 때문에, 약을 사용할 때도 정말 신중해야 해요.

요약 SUMMUARY

주요 문제점
- **출혈 경향 증가.**
- **약물 대사 능력 저하 및 이상 가능성.**

치과의사 필수 조치
- 환자의 **알코올성 간 질환 병력 및 상태 정확히 파악**.
- 환자의 **내과 주치의와 반드시 협진 및 정보 공유.**

권장되는 사전 검사(최근 내과 진료 없을 시)
- 혈액 검사(간 기능 검사 포함).
- 혈액 응고 검사(예: 출혈 시간, 프로트롬빈 시간(PT), 활성화 부분 트롬보플라스틴 시간(aPTT), 혈소판 수치).

약물 사용 시 주의
- 간 기능 저하로 인한 약물 대사 능력 감소를 반드시 고려하여 약물 선택 및 용량 결정에 매우 신중해야 함.

4

알코올성 간 질환 환자의 치과치료 계획의 변경

―――― 알코올성 간 질환이 있다고 해서 치과치료 방법 자체가 특별히 달라지거나 하지는 않아요. 다만, 특히 간경화가 있으신 경우에는 다른 분들보다 입안에 치석이나 세균막(플라크)이 더 잘 생기고 잇몸 염증도 더 많은 경향이 있어요. 그래서 무엇보다 평소에 칫솔질이나 치실 사용 같은 구강 위생 관리를 정말 잘해주시는 게 중요해요. 만약 환자분께서 스스로 입안 관리를 잘해주실 수 있도록 저희가 좀 더 도와드려야 하는 상황이라면, 당장 급하지 않은 복잡하거나 큰 치과치료는 구강 위생 상태가 좋아질 때까지 잠시 미루는 것이 더 안전하고 결과도 좋을 수 있답니다.

요약 SUMMUARY

- **기본 원칙**: 알코올성 간 질환 자체만으로 치과치료 계획을 특별히 변경할 필요는 일반적으로 없습니다.
- **주요 고려 사항**(특히 간경화 환자): 일반인에 비해 치석, 치면세균막(플라크), 치은염(잇몸 염증)의 발생률이 높습니다. 따라서, 환자의 철저한 구강 위생 관리가 매우 중요합니다.
- **치료 시기 조정 권장**: 환자가 적극적인 구강 위생 관리를 실천할 준비가 될 때까지, 복잡하거나 광범위한 비응급 치과치료는 연기하는 것을 고려할 수 있습니다.

5

알코올성 간 질환 환자의
약물 사용의 주의사항

─────── 알코올 때문에 간 기능이 좋지 않으신 분들은 약을 사용할 때 저희가 좀 더 세심하게 신경 써야 하는 부분들이 있어요. 왜냐하면 간 상태에 따라서 몸에서 약을 받아들이고 처리하는 방식이 일반적인 경우와 많이 다를 수 있거든요.

예를 들어, 간 손상이 아주 심하지 않은 초기나 중등도 단계에서는 오히려 특정 약들, 예를 들면 진정제나 마취제 같은 약에 대한 내성이 생겨서 보통 사람들보다 약을 더 많이 사용해야 원하는 효과가 나타나는 경우가 있어요. 그런데 반대로 간 손상이 아주 심각한 상태라면, 약을 분해하는 능력이 크게 떨어져서 아주 적은 양의 약에도 몸에 무리가 가거나 독성이 나타날 수 있어요. 그래서 이럴 때는 약의 양을 크게 줄이거나 아예 사용하면 안 되는 약들도 있답니다.

이렇게 약에 대한 반응이 예측하기 어렵고 민감할 수 있기 때문에,

약을 하나하나 신중하게 선택하고 계획해서 사용하는 것이 정말 중요해요. 그래서 저희 같은 통합치의학 전문의가 환자분의 전반적인 상태를 꼼꼼히 살피고 약물 계획을 세우는 것이 도움이 될 수 있고요. 또 꼭 필요한 경우에는 환자분의 간 상태를 잘 아시는 주치의 선생님과 상의해서 가장 안전한 방법으로 치료를 진행하고 있습니다.

요약 SUMMUARY

핵심
- 약물 대사 능력이 예측 불가능하며 간 손상 정도에 따라 다르게 나타날 수 있음.

질환 중등도별 약물 반응 차이
- **중등도 이하 간 질환**: 약물 대사 촉진 가능성 → 특정 약물(진정제, 최면제, 마취제 등)에 대한 내성 발생 가능 → 효과를 위해 정상 용량 이상 필요할 수 있음.
- **심각한 간 손상**: 약물 대사 지연 → 약물 축적으로 인한 독성 위험 증가 → 용량 감소 또는 특정 약물 사용 금지 필요.

결론
- **약물 사용이 매우 민감**하므로, 개별 환자 상태에 따른 신중한 접근 필수.

권장 사항
- 통합치의학 전문의 등 관련 지식을 갖춘 의료진의 세심한 약물 사용 계획 수립.
- 필요시 반드시 환자의 내과 주치의와 협진하여 약물 선택 및 용량 결정.

6

알코올성 간 질환 환자의 응급상황 관리와 구강 관리 시 주의사항

———— 혹시라도 갑자기 치과치료가 필요한 응급상황이 생겼을 때는, 간 상태 때문에 피가 잘 멎지 않을 가능성이 있어서 저희가 더 세심하게 준비하고 치료해야 해요. 그래서 응급 치료 전에는 꼭 피가 얼마나 잘 굳는지 알아보는 검사(프로트롬빈 시간, 출혈 시간 검사)를 먼저 하고, 환자분의 몸 상태를 잘 아시는 주치의 선생님과 상의한 후에 안전하게 치료를 시작한답니다.

그리고 치료 과정 중에는 감염이 생기지 않도록 모든 기구를 철저하게 소독해서 사용하고, 저희 의료진들도 마스크나 장갑 같은 보호 장비를 철저히 착용해서 혹시 모를 감염 경로를 차단하고 있어요.

또 한 가지 아시면 좋은 점은, 알코올 때문에 간 기능이 약해진 분들은 침샘이 붓거나, 입안이 자주 마르거나, 입안에 곰팡이(캔디다증)가 잘 생기거나, 입술 가장자리나 입술 전체에 염증이 생기는 등 입안 문제가 다른 분들보다 좀 더 자주 나타날 수 있다는 거예요. 그래서 이런 문제들을 예방하려면 평소에 꼼꼼하게 양치질하시는 등 구강 관리를 잘해주시는 게 정말 중요하고, 정기적으로 치과에 오셔서 검진받고 관리하시는 것을 꼭 권해드리고 싶어요.

요약 SUMMUARY

응급 치료 시(출혈 위험 관리)

- **높은 출혈 가능성**을 인지해야 함. 응급 치료 전 혈액 응고 검사(프로트롬빈 시간, 출혈 시간 등) 시행 및 주치의 협진 필수.

치료 시 감염 관리

- 철저한 **무균 술식**을 준수해야 함.
- 의료진은 환자와의 혈액 접촉을 최소화하기 위해 보호 장구(글러브, 마스크, 보안경 등)를 철저히 착용해야 함.

흔한 구강 합병증

- 타액선 비대.
- **구강 건조증.**
- **구강 칸디다증.**
- **구각염.**
- **구순염.**

구강 관리 권장 사항

- 상기 구강 합병증 발생 빈도가 높으므로, **예방적 구강 관리 및 철저한 구강 위생 실천을 강조**해야 함.
- 정기적인 치과 검진 및 전문적인 구강 관리를 받도록 권유해야 함.

| 13장 |

불안장애

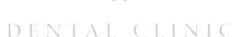

DENTAL CLINIC

불안장애를 고려하지 않고 치과치료를 진행했을 때 발생한 문제 사례

사례 1
김 씨(여성, 45세)는 과거 치과치료 중 겪었던 통증으로 인해 치과 방문에 대한 극심한 불안을 가지고 있었습니다. 이러한 불안으로 인해 정기적인 치아 검진을 피하게 되었고, 그 결과 치주염이 악화되어 여러 치아를 상실하게 되었습니다. 이 사례는 치과 공포증이 구강 건강에 직접적인 영향을 미칠 수 있음을 보여줍니다.

사례 2
박 씨(남성, 38세)는 치과치료에 대한 두려움으로 인해 치료를 미루다가 결국 응급상황에서만 치과를 방문하게 되었습니다. 이러한 경험은 그의 치과 공포증을 더욱 강화시켰고, 이는 미래의 치과 방문을 완전히 회피하게 만드는 악순환으로 이어졌습니다. 이 사례는 치과 공포증이 구강 건강을 악화시키고, 복잡하고 외상적인 치료 절차를 필요로 하는 상황을 초래할 수 있음을 보여줍니다.

사례 3
이 씨(여성, 50세)는 치과치료 중 발생할 수 있는 통증과 의료진에 대한 부정적인 과거 경험으로 인해 치과 방문에 대한 불안을 가지고 있었습니다. 이러한 불안은 그녀의 구강 건강 관리에 방해 요소로 작용하였으며, 이는 전반적인 삶의 질에도 부정적인 영향을 미쳤습니다. 이 사례는 치과 불안이 단순한 불편함을 넘어 건강한 삶에 방해 요소로 작용할 수 있음을 보여줍니다.

1

불안장애의 정의 및 진단 기준

───── '불안장애'라는 말 들어보셨을까요? 이건 특별한 이유가 없는데도 마음속에 걱정이 너무 많거나 두려운 감정이 계속되는 상태를 말해요. 그냥 조금 걱정하는 정도가 아니라, 일상생활이 힘들 만큼 많이 불안한 거죠.

이럴 때는 심장이 평소보다 더 빨리 뛰거나(두근거림), 긴장해서 땀이 나기도 하고요. 또 별것 아닌 일에도 신경이 너무 예민해지고, 마음이 불안해서 가만히 앉아 있기가 어렵거나 안절부절못하는 모습이 나타나기도 해요.

물론 사람은 누구나 살면서 불안감을 느낄 수 있지만, 이런 불안한 마음이나 몸의 반응이 스스로 생각하기에도 또 주변 사람들이 보기에도 '아, 저건 좀 지나치다' 싶을 정도로 심하다고 느껴질 때, 의사 선생님들은 이것을 병적인 '불안장애'로 진단하고 도움을 드릴 수 있답니다.

요약 SUMMUARY

정의
- 특정 대상이나 이유 없이 과도한 불안감과 두려움이 지속되는 정신건강 상태.

주요 증상
- **심계항진**(가슴 두근거림).
- **발한**(땀 흘림).
- **신경 과민**(신경 예민).
- **정신운동성** 초조(불안으로 인해 안절부절못함).

진단 기준(병적 불안)
- 환자 본인 또는 주변인이 인지할 정도로 불안 증상의 정도가 지나치고, 이로 인해 일상생활이나 사회적 기능에 어려움을 겪는 경우.

2

불안장애 환자의 임상증상

불안장애는 여러 종류가 있는데 대표적으로 공황장애, 공포증, 강박장애, 외상후 스트레스 장애, 범불안장애 등이 있어요.

불안장애의 주요 종류

- **공황장애**: 예상치 못한 공황 발작(극심한 공포와 함께 다양한 신체/정신 증상 동반)이 반복적으로 나타남.
- **공포증**: 특정 대상이나 상황(예: 고소공포증, 광장공포증, 사회공포증 등)에 대해 현저하고 비합리적인 공포를 느끼며 회피 행동을 보임.
- **강박장애**: 원치 않는 생각이나 충동(강박 사고)이 반복적으로 떠오르고, 이로 인한 불안을 줄이기 위해 특정 행동(강박 행동)을 반복함.
- **외상 후 스트레스 장애**(PTSD): 생명을 위협하는 등 심각한 외상적 사건 경험 후, 사건에 대한 재경험(악몽, 침습적 기억), 회피, 부정적 인지/감정 변화, 과각성 증상이 지속됨.
- **범불안장애**: 특정 대상 없이 다양한 주제에 대해 통제하기 어려운 과도한 걱정과 불안이 6개월 이상 만성적으로 지속됨.

3

불안장애 환자의
치과치료 시 고려 사항

———— 치과에 오시는 것이 다른 분들보다 특히 더 긴장되고 스트레스를 많이 받으시는 분들이 계시죠. 저희도 환자분께서 느끼실 수 있는 불안감에 대해 충분히 이해하고 있습니다. 그래서 무엇보다 환자분께서 마음 편히 치료받으실 수 있도록 친절하게 설명드리고, 편안하게 대화 나누면서 안심하실 수 있게 도와드리는 것을 가장 중요하게 생각해요. 이렇게 서로 충분히 이야기 나누면서 믿음이 쌓이면 치료받으시는 데 정말 큰 힘이 되거든요. 혹시 불안감이 너무 심해서 치료받기가 많이 힘드시다고 느껴지시면, 치료 전에 미리 마음을 좀 가라앉히는 약을 이용한 진정 방법을 사용하는 것도 생각해 볼 수 있으니, 너무 걱정하지 마시고 불편하신 점은 언제든 편하게 저희에게 말씀해 주세요.

요약 SUMMUARY

- **핵심**: 환자의 치과 진료 스트레스 인지 및 완화 노력.
- **의료진 태도**: 친절하고 공감적인 소통, 신뢰 관계 형성 중요.
- **불안 관리**: 심한 불안 시 경구 항불안제, 진정제 사용 고려

4

불안장애 환자의 치과치료 계획의 변경

치과치료를 받으시는 동안 갑자기 너무 불안해지시거나 심하면 공황 발작 같은 어려움을 겪으실 수도 있다는 점을 저희도 잘 이해하고 고려해서 치료 계획을 세우고 있어요. 그래서 한 번에 길고 복잡한 치료를 다 끝내기보다는, 가능하면 치료 과정을 좀 더 짧고 간단한 단계로 나누어서 여러 번 방문하시는 것이 환자분께서 느끼시는 부담을 훨씬 덜어드릴 수 있다고 생각해요. 아무래도 한 번에 너무 오랫동안 치료를 받으시거나 갑작스러운 소리나 자극이 많은 치료는 더 힘드실 수 있으니, 그런 부분들을 고려해서 편안하게 치료받으실 수 있도록 계획을 조정하는 것이 좋답니다.

요약 SUMMUARY

- **고려 사항**: 치료 중 급성 불안 또는 공황 발작 발생 가능성.
- **계획 조정**: 치료를 짧고 간단한 절차로 분할하여 여러 번 방문하도록 계획하는 것이 유리.
- **회피 대상**: 장시간 소요되는 치료, 갑작스러운 자극이 많은 치료.

5

불안장애 환자의 치과치료 시 약물 사용의 주의사항

치과치료 할 때 아프지 않도록 놓는 국소 마취 주사 있잖아요. 그 안에는 보통 마취 효과를 더 좋게 하려고 '에피네프린' 같은 성분이 소량 들어가는 경우가 많아요. 그런데 이 성분이 어떤 분들에게는 가슴을 좀 두근거리게 하거나 불안한 느낌을 더 크게 만들 수도 있거든요. 그래서 저희는 불안감이 있으신 환자분들께는 이 성분이 들어간 마취제를 꼭 필요한 만큼만 아주 조심스럽게 사용하려고 항상 신경 쓰고 있어요. 만약 불안감이 너무 커져서 이런 부분까지 염려되신다면, 아예 알프라졸람 또는 디아제팜 같은 다른 진정 약물의 도움을 받는 것이 오히려 더 마음 편하고 안전한 방법이 될 수도 있답니다. 이런 부분들은 치료 전에 저희와 충분히 상의해서 결정하실 수 있으니 너무 걱정하지 마세요.

요약 SUMMUARY

- **국소 마취제**: 혈관수축제(에피네프린 등)는 불안 증상 악화 가능성 있으므로 최소량만 주의하여 사용.
- **항불안제**: 알프라졸람, 디아제팜 등 진정제 사용 고려.

6

불안장애 환자의
응급상황 관리와 구강 관리 시 주의사항

치과치료를 받으시는 중에 갑자기 너무 불안해지시거나 공황 발작 같은 증상이 나타나더라도 너무 걱정하지 마세요. 저희는 그런 상황이 생기면 즉시 모든 치료를 멈추고, 환자분이 편안하게 안정을 되찾으실 수 있도록 돕는 것을 가장 중요하게 생각한답니다. 환자분이 편안한 자세로 기대거나 앉으실 수 있도록 도와드리고, 저희가 옆에서 차분하게 괜찮다고 말씀드리면서 천천히 깊게 숨을 쉬실 수 있도록 안내해 드릴 거예요. 필요하다면 산소를 공급해 드릴 수도 있고요.

그리고 또 한 가지 기억해 주시면 좋은 점은, 불안감이 심하면 자신도 모르게 칫솔질 같은 구강 관리에 조금 소홀해지실 수도 있다는 거예요. 그러면 충치나 잇몸병이 생길 가능성이 더 높아지겠죠? 그래서 저희는 환자분께 올바른 치아 관리 방법을 잘 알려드리고, 정기적으로 치과에 오셔서 검진과 관리를 받으시는 것이 중요하다고 항상 강조하고 있답니다.

결국 가장 중요한 것은 저희 치과에서는 환자분을 세심하게 배려하면서 최대한 편안하고 차분한 분위기에서 진료해 드리려고 노력한다는 점, 그리고 환자분께서도 '제가 치과치료받는 게 좀 불안해요' 하고 미리 솔직하게 말씀해 주시는 거예요. 그래야 저희가 환자분의 마음을 더 잘 이해하고 불필요한 긴장이나 스트레스를 줄이면서 치료받으실 수 있도록 최선을 다할 수 있거든요. 그러니 언제든 편하게 저희에게 이야기해 주세요.

요약 SUMMUARY

공황 발작 시 대처
- **즉시 치료 중단.**
- **환자 안정 유도**(편안한 자세, 차분한 대화, 심호흡 유도).
- 필요시 산소 공급 고려.

구강 관리
- 불안으로 인한 구강 위생 관리 소홀 가능성 인지.
- 구강 위생 교육 및 **정기적인 치과 검진/관리** 강조.

종합적 접근
- 편안하고 차분한 진료 환경 조성 및 세심한 배려 필요.
- 환자가 자신의 불안감을 미리 의료진과 상담하여 스트레스를 줄이는 것이 중요.

| 14장 |

건강염려증

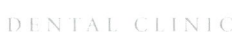

DENTAL CLINIC

건강염려증을 고려하지 않고 치과치료를 진행했을 때 발생한 문제 사례

사례 1
최 씨(남성, 40세)는 치과치료 후 치은 출혈을 단순히 치과치료로 인한 일시적 현상으로 설명받았으나, 평소 건강염려증이 심해 자신이 혈액질환에 걸렸다고 과도하게 걱정했습니다. 치과에서 환자의 건강염려증을 충분히 고려하지 않고 간략한 설명만으로 진료를 마무리하여 최 씨는 불안감으로 여러 병원을 다니며 불필요한 혈액 검사와 의료비 지출을 반복하게 되었습니다. 이 사례는 건강염려증 환자에게 자세하고 충분한 설명 및 심리적 안정을 주는 상담이 필요함을 보여줍니다.

사례 2
윤 씨(여성, 52세)는 치과치료 중 시행한 구강 방사선 촬영 후 방사선 노출에 대한 극심한 두려움으로 심리적 불안을 겪었습니다. 치과에서 방사선 촬영의 안전성과 필요성에 대해 충분한 설명 없이 촬영을 진행하였기 때문입니다. 이후 윤 씨는 방사선 노출에 대한 불안을 견디지 못하고 반복적으로 검진을 받으며 정신적 스트레스와 의료비 증가를 겪게 되었습니다. 이 사례는 건강염려증 환자에게 치료 전후 충분한 정보 제공이 필수적임을 시사합니다.

사례 3
박 씨(남성, 47세)는 치과치료 후 일시적인 구강 내 통증을 중증의 질병으로 잘못 인식하여 여러 차례 진료를 요구했습니다. 치과에서는 이를 충분히 고려하지 않고 즉각적인 추가 치료와 처방을 반복하였고, 이로 인해 구강 점막에 불필요한 자극과 손상이 발생하였습니다. 또한, 환자의 심리적 불안은 더욱 심해져 병원을 전전하며 삶의 질이 크게 떨어졌습니다. 이 사례는 건강염려증 환자에게 신중한 접근과 불필요한 처치를 피하고 환자의 불안을 완화시키는 상담이 필요함을 나타냅니다.

1

건강염려증의
정의 및 진단 기준

　　　　　'건강염려증'이라는 말 들어보셨나요? 이건 몸에 특별히 큰 이상이 없는데도 마음속으로는 '내가 혹시 심각한 병에 걸린 건 아닐까?' 하는 걱정이 계속 떠나지 않는 상태를 말해요. 그래서 병원에 가서 검사를 받고 의사 선생님이 '괜찮습니다'라고 말씀해 주셔도 마음이 잘 놓이지 않고 불안한 거죠.

　이런 마음이 들면 자꾸 여기저기 다른 병원을 찾아가서 다시 진료를 받아보기도 하고, 몸에서 느껴지는 아주 사소한 변화나 불편함도 '혹시 큰 병의 신호는 아닐까?' 하고 너무 심각하게 생각하게 될 수 있어요.

　물론 누구나 자기 건강에 대해 걱정할 수 있지만, 이런 걱정이 너무 지나쳐서 일상생활을 하거나 친구를 만나고 일하는 데까지 어려움을 겪을 정도가 되면, 전문가들은 이것을 '건강염려증'으로 진단하고 적절한 도움을 받을 수 있도록 안내해 드린답니다.

요약 SUMMUARY

정의
- 실제 심각한 신체 질환이 없다는 의학적 증거에도 불구하고, **자신이 중병에 걸렸다는 생각이나 공포에 과도하게 집착**하는 정신적 상태.

주요 특징
- **의학적 검사 결과**(정상 소견)**에 대한 불신** 또는 안심하지 못함.
- **반복적인 의료 쇼핑**(여러 병원을 방문하며 진료 및 검사 요구).
- 사소한 신체 감각이나 증상을 심각한 질병의 증거로 과대해석 함.

진단 기준(병적 수준)
- 건강에 대한 염려와 이로 인한 행동(병원 방문, 검사 등)이 지속되어 개인의 일상생활, 사회적 또는 직업적 기능에 현저한 방해나 고통을 유발하는 경우.

2

건강염려증 환자의
임상증상

건강염려증이 있으신 분들은 종종 몸의 특정 부분에 대해 '여기에 큰 병이 있는 게 틀림없어' 하고 강하게 믿으시는 경향이 있어요. 예를 들어 치과 쪽에서는 '이가 다 썩었을 거야', '턱에 암이 생긴 것 같아', '혀에 이상한 병이 있어' 하는 식으로 생각하실 수 있죠.

그래서 본인이 느끼는 작은 불편함 하나하나에 대해 의학적으로 어떤 의미가 있을지 깊이 생각하시고, 병원에 가서 검사 결과 '아무 이상 없다'는 말을 들어도 불안한 마음이 쉽게 가라앉지 않을 수 있어요.

이런 걱정이 계속되다 보면 자연스럽게 마음이 더 불안해지거나 우울한 감정이 함께 찾아오기도 하고요. 예를 들면 입안이 조금 마르거나 살짝 욱신거리는 정도인데도 '혹시 구강암은 아닐까?' 하고 잠 못 이루며 걱정하는 모습을 보이실 수 있답니다.

요약 SUMMUARY

- **질병 확신**: 특정 신체 부위(예: 치아, 턱, 혀 등)에 심각한 질병이 있다고 강하게 믿음.
- **증상 해석**: 스스로 느끼는 증상을 의학적 관점에서 설명하거나 해석하려는 경향.
- **의학적 재보증 부족**: 검사 결과상 이상이 없다는 소견에도 불구하고 질병에 대한 불안감이 해소되지 않음.
- **동반 증상**: 지속적인 건강염려로 인해 불안, 우울 등 다른 정신적 증상이 함께 나타날 수 있음.
- **과도한 걱정**: 사소한 신체 증상(예: 구강 건조, 경미한 통증 등)을 심각한 질병의 징후로 해석하고 과도하게 걱정함.

3

건강염려증 환자의 치과치료 시 고려 사항

건강에 대한 염려가 많으신 분들은 치과에 오셨을 때도, 다른 분들보다 작은 증상에도 더 크게 걱정하실 수 있어요. 예를 들어, 잇몸에 생긴 가벼운 염증인데도 '혹시 잇몸 암 같은 큰 병은 아닐까' 하고 많이 불안해하시거나, 간단한 치료를 받고 나서 조금 욱신거리는 것을 '혹시 치료가 잘못돼서 생긴 심각한 부작용은 아닐까?' 하고 걱정하실 수 있죠.

그래서 치료가 잘 끝났다고 설명을 드려도, 마음속으로는 계속 불편함이 남아 있거나 치료 결과에 대해 만족하지 못하시는 경우도 종종 있답니다. 이럴 때 저희 치과의사들은 환자분께서 어떤 점을 걱정하시는지 충분히 귀 기울여 듣고, 괜찮다고 거듭 말씀드리면서 안심시켜 드리는 것이 무엇보다 중요하다고 생각해요. 그래야 환자분도 조금이나마 마음 편히 치료를 이어가실 수 있으니까요.

요약 SUMMUARY

증상에 대한 과도한 걱정

- 경미한 치과 증상(예: 단순 치은염)을 심각한 질병(예: 구강암)으로 해석하고 **과도하게 염려**하는 경향.
- 작은 치료 후 나타나는 일반적인 불편감(예: 경미한 통증)을 심각한 부작용으로 인지하고 불안해할 수 있음.

치료 후 반응

- 치료가 성공적으로 완료되었음에도 불구하고 지속적인 불편감을 호소하거나 **치료 결과에 만족하지 못하는 경향.**

의료진의 역할

- 환자의 염려와 걱정을 충분히 경청하는 자세 필요.
- **반복적인 설명과 안심시키기를 통해 환자의 불안을 완화**하는 것이 중요함.

4

건강염려증 환자의 치과치료 계획의 변경

건강에 대한 걱정이 많으신 환자분들을 치료할 때는 저희가 치료 계획을 좀 더 세심하게 짜려고 해요. 환자분께서 편안한 마음으로 치료를 받으실 수 있도록 돕는 것이 중요하니까요.

그래서 가능하면 처음에는 스케일링이나 아주 간단한 충치 치료처럼 부담이 적은 치료부터 시작해서 치과 분위기나 치료 과정에 조금씩 익숙해지실 수 있도록 도와드리는 것이 좋아요. 잇몸을 열거나 이를 뽑는 것처럼 몸에 부담이 될 수 있는 치료는 꼭 필요한 상황인지 다시 한번 신중하게 고민하고 결정한답니다.

혹시 환자분께서 '이 검사도 해보고 싶다', '저 치료도 받아야 하지 않나?' 하고 생각하실 수도 있지만, 저희는 의학적으로 꼭 필요하지 않다고 판단되는 검사나 시술은 가급적 피하려고 해요. 대신 왜 그 검사나 시술이 지금은 필요 없는지 차근차근 잘 설명해 드리는 것이 더 중요하다고 생각하고요.

무엇보다 가장 중요한 것은 환자분과 충분히 이야기 나누면서 '지금 느끼시는 불편함은 큰 병이 아니니 너무 걱정하지 않으셔도 괜찮아요', '치료도 생각보다 간단하게 잘 마무리될 수 있습니다' 하고 계속 말씀드리면서 안심시켜 드리는 거예요. 이게 환자분의 불안한 마음을 덜어드리는 데 가장 큰 도움이 될 수 있거든요.

요약 SUMMUARY

- **단계적 접근**: 가능한 한 간단하고 비침습적이며 부담이 적은 치료부터 시작하는 것을 고려합니다.
- **침습적 치료** 결정: 잇몸 절개, 발치 등 침습적인 치료는 반드시 필요한 경우에 한하여 신중하게 결정합니다.
- **불필요한 시술 지양**: 환자가 원하더라도 의학적 필요성이 낮은 검사나 시술은 피하고, 그 이유를 충분히 설명합니다.
- **핵심 소통 전략**: 환자와의 충분한 소통과 공감을 바탕으로 치료를 진행합니다. '현재 상태는 심각한 질병이 아니며, 치료는 간단하게 완료될 수 있다'는 메시지를 반복적으로 전달하여 환자를 안심시키는 것이 매우 중요합니다.

5

건강염려증 환자의
치과치료 시 약물 사용의 주의사항

건강에 대한 걱정이 많으시면, 저희가 처방해 드리는 약에 대해서도 '혹시 부작용이 심하면 어쩌지?', '이거 정말 먹어도 괜찮은 걸까?' 하고 염려가 많이 되실 수 있어요. 어떤 분들은 또 반대로 '약을 좀 더 먹어야 마음이 놓일 것 같다'고 말씀하시기도 하고요.

환자분의 이런 마음을 저희도 잘 알고 있기 때문에, 약을 사용할 때는 꼭 필요한 경우에만, 그리고 효과를 볼 수 있는 가장 적은 양을 사용하는 것을 원칙으로 하고 있어요. 그리고 왜 이 약이 필요한지, 어떤 도움을 줄 수 있는지 환자분께서 충분히 이해하실 수 있도록 자세히 설명해 드리려고 항상 노력한답니다.

혹시 치과치료에 대한 불안감을 줄이기 위해 항불안제 같은 약을 사용하는 것이 좋겠다고 판단될 때도 있는데요, 이때는 혹시 다른 정신과 약을 이미 드시고 계신 건 아닌지 꼭 확인하고, 약들끼리 서로 나쁜 영향을 주지는 않을지 신중하게 검토한 후에 조심스럽게 사용해요. 만약 이미 드시고 있는 정신과 약이 있다면, 환자분의 정신과 주치의 선생님과 상의해서 약을 어떻게 사용하는 것이 좋을지 조율하는 과정이 필요할 수도 있답니다.

요약 SUMMUARY

환자의 약물 관련 염려 이해

- 약물 부작용에 대한 **과도한 걱정** 가능성.
- 약물 복용 자체에 대한 **불안감** 가능성.
- 때로는 안심을 위해 **불필요한 약물을 요구**할 가능성.

약물 처방 기본 원칙

- **필요성**: 반드시 필요한 약물만 사용합니다.
- **용량**: 최소 유효 용량을 사용합니다.
- **설명**: 약물 사용의 필요성, 효과, 예상되는 부작용 등에 대해 환자가 이해할 수 있도록 충분히 설명합니다.

항불안제 사용 시

- 기존에 복용 중인 **다른 약물**(특히 정신과 약물)**과의 상호작용** 가능성을 반드시 확인합니다.
- 신중하게 용량을 결정하고 사용합니다.

정신과 약물 복용 환자의 경우

- 치과치료를 위한 약물 사용 또는 조정이 필요할 시, 반드시 환자의 정신과 주치의와 상의 및 협진을 고려합니다.

6

건강염려증 환자의 응급상황과 구강 관리 시 주의사항

건강에 대한 걱정이 많으시면, 가끔 치과치료 중에 갑자기 너무 불안해져서 마치 큰일이 난 것처럼 느껴지실 때가 있을 수 있어요. 예를 들어 '숨쉬기가 힘들어요' 혹은 '가슴이 너무 답답해요' 하고 말씀하실 수 있죠. 그럴 때 저희는 먼저 환자분의 혈압이나 맥박 같은 실제 몸 상태가 정말 괜찮으신지부터 꼼꼼하게 확인해요. 그리고 무조건 '괜찮아요, 걱정 마세요' 하고 말씀드리기보다는, 혹시 정말 다른 문제가 있을 가능성도 생각해서 필요하다면 오늘은 치료를 잠시 멈추고 다음으로 미루거나, 더 정확한 확인을 위해 내과 진료를 받아보시도록 안내해 드릴 수도 있답니다.

또 다른 경우는, 입안에 아주 작은 통증이나 뭔가 살짝 낀 것 같은 느낌에도 '혹시 이게 심각한 문제의 시작은 아닐까?' 하고 크게 걱정하실 수 있다는 거예요. 그럴 때 저희는 '아, 그건 치료 후에 잠시 나타날 수 있는 정상적인 느낌이니 너무 걱정하지 않으셔도 돼요' 라거나, '염증이 심한 건 아니니까 며칠만 지나면 금방 괜찮아지실 거예요' 하는 식으로 긍정적인 표현으로 안심시켜 드리려고 노력해요. 환자분의 불안한 마음을 잘 이해하고 자주 안심시켜 드리는 것이 중요하다고 생각하거든요.

요약 SUMMUARY

상황 1: 환자가 느끼는 응급상황(예: 호흡곤란, 흉통 호소 등)

- **환자 반응**: 극심한 불안으로 인한 신체 증상 호소(실제 응급상황과 유사하게 느껴질 수 있음).
- **의료진 대응**
  – 먼저 환자의 실제 생체 징후(혈압, 맥박, 호흡 등)를 객관적으로 평가하여 신체 상태 확인.
  – 단순히 안심시키는 것을 넘어, 평가 결과에 따라 필요시 진료 연기 또는 내과 등 타과 협진 의뢰 고려.

상황 2: 구강 내 감각/증상에 대한 민감한 반응

- **환자 반응**: 경미한 통증, 이물감 등 사소한 구강 내 변화를 심각한 질병의 징후로 해석하고 불안해함.
- **의료진 대응**
  – 긍정적이고 명확한 언어 사용(예: '정상적인 치유 과정입니다', '심각한 염증 소견은 없습니다').
  – 반복적인 설명과 안심시키기를 통해 환자의 불안감 경감.

| 15장 |

신체형 장애

DENTAL CLINIC

신체형 장애를 고려하지 않고 진행했을 때 발생한 문제 사례

사례 1
김 씨(**여성, 37세**)는 반복적으로 원인을 알 수 없는 구강 내 통증을 호소하여 여러 치과를 방문했습니다. 이에 대해 정확한 진단 없이 매번 환자가 원하는 대로 다양한 처치를 반복하여 시행했습니다. 결국, 반복적인 처치로 인해 구강 내 점막에 손상이 발생하고 오히려 통증이 심해지는 등 증상이 악화되었습니다. 이 사례는 신체형 장애 환자의 경우 심리적 요인을 고려하여 무분별한 처치를 삼가고 근본적인 접근이 필요함을 강조합니다.

사례 2
박 씨(**남성, 45세**)는 전환장애로 인해 치과치료 후 마비 증상을 호소하였으나, 치과의사는 객관적인 검사를 제대로 시행하지 않고 즉각적인 추가 치료를 진행했습니다. 이후 증상이 심리적 문제였음이 밝혀졌지만, 이미 시행된 불필요한 추가 처치로 인해 환자의 심리적 불안과 경제적 손실이 커졌습니다. 이 사례는 신체형 장애 환자의 증상이 의학적으로 설명되지 않을 경우 섣부른 추가 처치를 자제하고 심리적 평가를 고려해야 함을 시사합니다.

사례 3
이 씨(**여성, 29세**)는 신체이형장애로 인해 치아 형태에 강한 집착을 보이며 무리한 심미치료를 요구했습니다. 치과에서는 환자의 요구를 충분히 검토하지 않고 즉각적으로 적극적인 치아 삭제와 보철 치료를 진행하였습니다. 결국, 치료 결과에 대해 지속적인 불만을 제기하며 심각한 우울증과 사회적 위축을 경험하게 되었습니다. 이 사례는 신체이형장애 환자의 요구에 대해 신중한 접근과 충분한 상담이 필요함을 보여줍니다.

1

신체형 장애의
정의 및 진단 기준

───── '신체형 장애'라는 말을 들어보셨을까요? 이건 마음속의 힘든 감정이나 스트레스가 몸이 아픈 증상으로 나타나는 경우를 말해요. 그래서 실제로는 몸에 특별히 큰 병이 없는데도, 본인은 정말로 여기저기가 아프거나 불편하다고 심각하게 느끼시는 거죠.

병원에 가서 여러 가지 검사를 해봐도 '특별한 이상은 없습니다'라는 이야기를 듣거나, 뚜렷한 원인을 찾기 어려운 경우가 많아요. 그러다 보니 이 병원, 저 병원을 찾아다니면서 계속 검사나 치료를 받게 되고, 그래도 딱히 시원하게 해결되지 않아서 답답함을 느끼실 수도 있어요.

이렇게 몸이 계속 아프다고 느끼니까 일상생활을 하거나 사람들을 만나고 일하는 데도 어려움을 겪게 되고요. 이렇게 마음의 문제가 몸의 증상으로 나타나고, 그로 인해 생활에까지 지장이 생길 정도가 되면 전문가들은 '신체형 장애'일 수 있다고 보고 도움을 드리려고 한답니다. 진단이 조금 까다로울 수 있어서 의사 선생님들은 환자분의 이야기를 아주 자세히 듣고 신중하게 판단하려고 노력해요.

요약 SUMMUARY

정의
- 심리적인 갈등이나 스트레스가 주요 원인이 되어 다양한 신체 증상으로 나타나는 정신 질환.

주요 특징
- 환자는 실제 기질적 이상이 없거나 경미함에도 불구하고, 하나 이상의 **만성적인 신체 증상**을 심각하게 느끼고 지속적으로 고통을 호소함.
- **증상에 대해 과도하게 걱정**하고 많은 시간과 에너지를 소비함.
- 의학적으로 증상이 명확히 설명되지 않는 경우가 많음.
- 여러 의료기관을 방문하며 반복적인 검사나 치료를 요구하지만, 결과에 만족하지 못하거나 증상이 지속됨.

진단 기준 요소
- 의학적으로 설명되지 않는 다양한 만성 신체 증상 존재.
- 정상 소견에도 불구하고 **반복적인 검사/치료 요구 및 불만족.**
- 증상으로 인해 **사회적, 직업적 기능에 현저한 장애 발생.**

진단 시 고려 사항
- 진단 기준이 다소 모호할 수 있어, 환자의 주관적 호소 및 기능 장애 정도를 평가하기 위한 임상가의 경험적인 문진 및 평가 능력이 중요함.

2

신체형 장애 환자의 임상증상

———— 신체형 장애가 있으시면 몸 여기저기에 정말 다양한 불편함을 느끼실 수 있어요. 딱히 하나의 병 때문이라고 설명하기 어려운 여러 가지 증상이 나타나는 거죠.

예를 들면, 머리가 자주 아프거나 어지럽고, 때로는 '핑' 도는 느낌과 함께 쓰러질 것 같다고 느끼실 수도 있고요. 또 소화가 잘 안되고 속이 더부룩하거나, 배가 아프고, 메슥거리거나 토하기도 하고, 변비나 설사 같은 문제로 고생하시는 분들도 많아요.

가슴이 이유 없이 두근거리거나 숨쉬기가 답답하고 힘들다고 느끼실 수도 있고요. 몸 여기저기가 아프다고 느끼실 수도 있는데, 특히 입 안이 화끈거리거나 타는 듯이 아프다거나, 얼굴의 특정 부위가 콕콕 쑤시거나 아픈데 병원에 가도 뚜렷한 원인을 찾기 어려운 통증을 느끼는 경우도 있답니다.

이런 몸의 불편함이 오랫동안 계속되다 보면 자연스럽게 마음도 지치고 힘들어져서 불안하거나 우울한 기분이 들고, 다른 사람들과 어울리는 것도 어렵게 느껴지실 수 있어요. 그리고 때로는 환자분의 마음 상태에 따라서 이런 증상들이 더 심하게 느껴지거나 실제보다 더 과장되게 느껴질 수도 있답니다.

요약 SUMMUARY

- **신경계 증상**: 두통, 어지러움, 졸도감(쓰러질 것 같은 느낌).
- **위장관계 증상**: 복통, 소화 불량, 오심(메스꺼움), 구토, 변비, 설사 등 다양함.
- **심폐관계 증상**: 가슴 두근거림(심계항진), 호흡곤란.
- **통증 증상**: 신체 여러 부위의 통증(원인이 불명확한 경우가 많음), 특히 구강 내 작열감(Burning Mouth Syndrome 유사 증상), 비전형적 안면통 등.
- **정신사회적 증상**: 증상의 만성화로 인한 불안, 우울, 대인 관계의 어려움 등이 동반될 수 있음.
- **증상 인식 특징**: 환자의 심리적 상태에 따라 증상이 주관적으로 더 심하게 느껴지거나 과장되어 표현될 수 있음.

3

신체형 장애 환자의 치과치료 시 고려 사항

―――― 환자분께서 입안이 아프거나, 감각이 좀 이상하거나 마비된 것 같다고 느끼시는 등 여러 가지 불편함을 말씀하실 때가 있어요. 저희는 그 증상이 환자분께는 정말 힘들고 실제적인 고통이라는 것을 충분히 이해하고 있습니다. 다만, 때로는 이런 불편함이 실제 치아나 잇몸 자체의 문제라기보다는 마음의 스트레스나 어려움 때문에 몸으로 나타나는 경우도 있거든요.

그래서 저희는 혹시라도 불필요한 치료를 받으시게 되는 일이 없도록 아주 신중하게 접근하려고 해요. 환자분께서 계속 불편하다고 말씀하시면, 먼저 정말 다른 치과적인 병이 있는 건 아닌지 다시 한번 꼼꼼하게 확인하는 과정을 거친답니다.

그리고 다른 특별한 문제가 없다는 것이 확인되면, '지금 느끼시는 불편함이 심각한 치과 질환 때문은 아니니 너무 걱정하지 않으셔도 괜찮습니다' 하고 환자분께서 안심하실 수 있도록 충분히 설명해 드리고, 서로 믿고 이야기 나눌 수 있는 관계를 만드는 것이 중요하다고 생각해요.

하지만 만약 이런 노력에도 불구하고 증상이 나아지지 않거나 너무 심해서 일상생활이 힘드시다면, 보다 근본적인 원인을 찾고 도움을 받으실 수 있도록 정신건강의학과 전문의 선생님과 상담을 받아보시는 것이 좋을 수 있다고 조심스럽게 권해드릴 수도 있답니다.

요약 SUMMUARY

환자 증상 호소 경청
- **구강 내 통증, 감각 이상**(예: 마비감) 등 다양한 신체 증상을 호소할 수 있음.

원인 평가
- 호소하는 증상이 실제 치과적 문제보다는 **심리적 원인**에서 기인할 가능성을 염두에 두어야 함.

치료 접근
- **불필요한 침습적 또는 비가역적 치과치료를 시행하지 않도록 극히 신중해야 함.**

관리 전략(증상 지속 시)
- 다른 기질적 질환(치과적 또는 전신적)이 없음을 철저히 확인
- 환자의 고통에 공감하고, 검사 결과 등을 바탕으로 반복적으로 안심시킴.
- 환자와의 신뢰 관계 형성에 노력함.

권고 사항
- 올바른 치료진행을 했고, 재진단에서 이상이 없음에도 불구하고 증상 호전 없고 통증이 심한 경우 정신건강의학과(정신과)적 평가 및 진료를 받아보도록 권유하는 것을 고려함.

4
신체형 장애 환자의 치과치료 계획의 변경

───── 환자분께서 신체형 장애가 있으시다고 해서 저희가 치과치료를 하는 기술적인 방법 자체가 특별히 달라지는 것은 아니에요. 평소처럼 꼼꼼하게 치료해 드릴 거예요.

다만, 치료 계획을 세울 때는 몇 가지 더 신중하게 생각하는 부분들이 있어요. 첫째는 환자분께 꼭 필요하지 않은 검사나 너무 과한 치료는 하지 않으려고 노력한다는 점이에요. 둘째는, 한번 하고 나면 원래 상태로 되돌릴 수 없는 치료들, 예를 들어 이를 뽑거나 신경치료를 하거나 치아를 많이 깎는 것 같은 치료는 정말 꼭 필요한 경우인지 아주 신중하게 판단하고 결정하려고 해요.

만약 환자분께서 불편하다고 말씀하시는 부위를 저희가 자세히 봤는데 뚜렷한 치과적인 문제가 보이지 않는다면, 섣불리 치료를 시작하기보다는 조금 더 시간을 가지고 지켜보거나 다른 원인이 있는지 신중하게 접근하는 것이 더 좋을 수 있어요.

그리고 가능하다면, 환자분의 마음 상태가 조금 더 편안해지고 안정을 찾으신 후에 치과치료를 시작하는 것이 치료 결과나 과정에 있어서 더 도움이 될 수 있답니다.

요약 SUMMUARY

- **기술적 접근**: 표준적인 치과치료 술식 적용(특별한 기술적 변경 불필요).
- **과잉 진료 지양**: 불필요한 진단 검사나 과도한 치료는 피해야 함.
- **비가역적 치료 신중**: 발치, 광범위한 치아 삭제, 근관 치료 등 되돌릴 수 없는 치료는 반드시 필요한 경우에 한하여 매우 신중히 결정해야 한.
- **원인 불명확 시**: 환자가 증상을 호소하는 부위에 명확한 치과적 원인이 확인되지 않을 경우, 즉각적인 치료보다는 신중한 경과 관찰 또는 접근이 필요함.
- **치료 시작 시점**: 가능한 경우, 환자의 심리적 상태가 호전되거나 안정된 후에 치과치료를 시작하는 것이 바람직함.

5

신체형 장애 환자의 치과치료 시 약물 사용의 주의사항

─── 신체형 장애가 있으신 분들은 마음 상태가 조금 더 예민하실 수 있기 때문에, 저희가 약을 사용할 때도 몇 가지 더 신경 쓰는 점들이 있어요. 예를 들어, 약을 드셨을 때 나타날 수 있는 작은 부작용이나 몸의 변화를 다른 분들보다 더 크게 느끼거나 많이 걱정하실 수 있거든요.

그래서 저희는 약을 처방해 드릴 때, 정말 꼭 필요한 약인지 다시 한번 확인하고, 가능하다면 효과를 볼 수 있는 가장 적은 양만 사용하려고 노력해요. 그리고 약을 드리기 전에는 이 약이 어떤 효과가 있고 혹시 어떤 불편함이 조금이라도 생길 수 있는지 환자분께서 이해하시기 쉽게 충분히 설명해 드리고, 걱정하시는 부분에 대해 안심하실 수 있도록 대화하는 것을 아주 중요하게 생각한답니다.

만약 약을 먹는 것 자체에 대해 불안감이 너무 크시다면, 다른 약을 드시기 전에 잠깐 항불안제를 먼저 사용하는 것이 도움이 될지 조심스럽게 고려해 볼 수도 있어요. 이 부분도 저희와 편하게 상의해 주시면 좋겠어요.

요약 SUMMUARY

환자 민감성 고려

- 환자의 민감한 심리 상태로 인해 약물 부작용이나 이상 반응을 주관적으로 과도하게 인지하거나 염려할 수 있음을 인지해야 합니다.

약물 처방 원칙

- **필수성**: 반드시 필요한 약물만 사용합니다.
- **최소 용량**: 최소 유효 용량을 사용하는 것을 원칙으로 합니다.

소통 및 안심

- 약물 사용 전, **예상되는 효과와 발생 가능한 부작용**에 대해 환자에게 충분히 **설명**합니다.
- 환자가 표현하는 **약물 관련 염려를 경청하고 안심**시키는 과정이 중요합니다.

불안 관리

- 환자의 심리적 불안감이 심하여 약물 복용에 어려움이 예상될 경우, 다른 약물 투여 전에 항불안제의 선행 사용을 신중하게 고려할 수 있습니다.

6

신체형 장애 환자의 응급상황 관리 및 구강 관리 시 주의사항

────── 치과치료를 받으시다가 갑자기 너무 불안해지거나 숨쉬기 답답하고, 어지럽거나 가슴이 막 두근거리는 느낌이 드실 수도 있어요. 몸은 정말 힘들게 느껴지시겠지만, 대부분은 실제 몸에 큰 문제가 생긴 응급상황이라기보다는 불안감 때문에 나타나는 반응일 가능성이 높아요.

만약 그런 상황이 생기면 저희는 즉시 모든 치료를 멈추고 환자분이 편안하게 안정을 되찾으시는 것을 최우선으로 생각할 거예요. 의자를 편안하게 조절해 드리고, 저희가 옆에서 차분하게 괜찮다고 말씀드리면서 천천히 깊게 숨을 쉬도록 도와드릴게요. 너무 숨을 빨리 쉬시면(과호흡) 오히려 더 어지러우실 수 있거든요. 필요하다면 잠깐 산소를 드리는 것이 도움이 될 수도 있고, 그래도 계속 불편하시면 혹시 다른 문제가 있는지 확인하기 위해 내과 진료를 받도록 안내해 드릴 수도 있어요. 물론 이런 상황을 미리 막기 위해 진료실 환경을 최대한 편안하게 만들고, 필요하다면 진정제나 웃음 가스 같은 방법의 도움을 받는 것도 고려해 볼 수 있답니다.

그리고 평소에 입안을 깨끗하게 관리하시는 것도 중요해요. 입안이 불편하면 그 자체로도 스트레스가 되고 불안감이 더 커질 수도 있으니까요. 저희가 올바른 칫솔질 방법 등을 잘 알려드리고 정기적으로 관리받으실 수 있도록 도와드릴게요. 저희는 항상 환자분의 마음 상태를 살피면서 안전하고 편안하게 치료받으실 수 있도록 최선을 다하고 있답니다.

요약 SUMMUARY

치료 중 발생 가능한 급성 증상

- 갑작스러운 **심한 불안감.**
- **호흡곤란 또는 과호흡.**
- **현기증**(어지러움).
- **가슴 두근거림**(심계항진).
- 실제 신체적 응급상황 발생 가능성은 낮으나, 증상 발현 시 감별 필요.

급성 증상 발생 시 대처법

- **즉시 치료 중단.**
- **환자 안정**: 편안한 자세 유지, 차분한 대화로 안심시키기.
- **호흡 조절**: 심호흡 유도하여 과호흡 방지.
- **산소 공급**: 필요시 산소 투여 고려.
- **협진**: 증상 지속 또는 필요시 내과적 도움/평가 요청.

예방 및 관리 전략

- **환경 조성**: 환자의 불안을 감소시키는 편안한 진료 환경 제공.
- **상태 관찰**: 치료 중 환자의 심리적 상태 지속적 관찰.
- **진정 요법**: 필요시 진정제 사용 또는 아산화질소–산소 흡입 진정법 고려.

구강 관리의 중요성

- **구강 위생 불량 시 증상 악화 가능성.**
- 환자에게 올바른 구강 위생 관리법 교육 및 실천 독려.
- 정기적인 치과 검진 및 관리 권장.

치과의사가 알려주는
진짜 안전한
치과치료 이야기

초판 1쇄 발행 2025. 6. 30.

지은이 김유성, 김진형, 최영진, 문창경
펴낸이 김병호
펴낸곳 주식회사 바른북스

편집진행 황금주
디자인 최다빈

등록 2019년 4월 3일 제2019-000040호
주소 서울시 성동구 연무장5길 9-16, 301호 (성수동2가, 블루스톤타워)
대표전화 070-7857-9719 | **경영지원** 02-3409-9719 | **팩스** 070-7610-9820

•바른북스는 여러분의 다양한 아이디어와 원고 투고를 설레는 마음으로 기다리고 있습니다.
이메일 barunbooks21@naver.com | **원고투고** barunbooks21@naver.com
홈페이지 www.barunbooks.com | **공식 블로그** blog.naver.com/barunbooks7
공식 포스트 post.naver.com/barunbooks7 | **페이스북** facebook.com/barunbooks7

ⓒ 김유성, 김진형, 최영진, 문창경, 2025
ISBN 979-11-7263-459-9 03510

•파본이나 잘못된 책은 구입하신 곳에서 교환해드립니다.
•이 책은 저작권법에 따라 보호를 받는 저작물이므로 무단전재 및 복제를 금지하며,
이 책 내용의 전부 및 일부를 이용하려면 반드시 저작권자와 도서출판 바른북스의 서면동의를 받아야 합니다.